Ernährungsforschung

Wissenschaft und Praxis

Herausgegeben vom
Zentralinstitut für Ernährung
der Akademie der Wissenschaften
der DDR

in Zusammenarbeit mit
der Gesellschaft
für Ernährung in der DDR
der Arbeitsgruppe Ernährung
beim Nationalen Komitee für
Gesundheitserziehung der DDR
und dem Warenzeichenverband
Diätetische Erzeugnisse der DDR e.V.

Akademie-Verlag · Berlin

EVP 5,– M
31 638

Heft 5 · 1976 · Band 21

Inhalt

Herausgeber:
Zentralinstitut für Ernährung der Akademie der Wissenschaften der DDR
Direktor: Prof. Dr. habil. H. Haenel

in Zusammenarbeit mit

der Gesellschaft für Ernährung in der DDR (Vorsitzender: Prof. Dr. habil. H. Schmandke), der Arbeitsgruppe Ernährung beim Nationalen Komitee für Gesundheitserziehung der DDR (Leiter: Prof. Dr. habil. H.-A. Ketz) und dem Warenzeichenverband Diätetische Erzeugnisse der DDR e. V. (Generaldirektor: F. Schmidt).

Redaktion:
Dr. Friedbert Baum (Chefredakteur),
Dr. Jürgen Proll,
Dipl.-Journ. Richard Baier.

Anschrift der Redaktion:
Zentralinstitut für Ernährung der Akademie der Wissenschaften der DDR,
DDR-1505 Bergholz-Rehbrücke,
Arthur Scheunert Allee 114 – 116.

Verlag:
Akademie-Verlag, DDR-108 Berlin
Leipziger Str. 3 – 4; Fernruf 2200441;
Telex-Nr. 114420; Postscheckkonto:
Berlin: 35021; Bank: Staatsbank der DDR.
Berlin, Kto.-Nr.: 6836-26-20712.

Veröffentlicht unter der Lizenznummer 1656 des Presseamtes beim Vorsitzenden des Ministerrates der Deutschen Demokratischen Republik.

Gesamtherstellung:
VEB Druckerei „Thomas Müntzer",
DDR-582 Bad Langensalza.

Erscheinungsweise:
Die Zeitschrift „Ernährungsforschung" erscheint jährlich in einem Band mit 6 Heften. Bezugspreis je Band 48,— M zuzüglich Versandspesen (Preis für die DDR 30,— M); Preis je Heft 8,— M (Preis für die DDR 5,— M)
Bestellnummer dieses Heftes: 1091/21/5.

Bezugsmöglichkeiten:

In der DDR über den Postzeitungsvertrieb, über Buchhandlungen oder den Akademie-Verlag

Im sozialistischen Ausland über den zuständigen Postzeitungsvertrieb oder eine Buchhandlung für fremdsprachige Literatur

In der BRD und Westberlin über eine Buchhandlung oder die Auslieferungsstelle KUNST UND WISSEN, Erich Bieber, 7 Stuttgart 1, Wilhelmstraße 4 – 6

In Österreich über den Globus-Buchvertrieb,
1201 Wien, Höchstädtplatz 3

Im übrigen Ausland über den Internationalen Buch- und Zeitschriftenhandel; über den Buchexport, Volkseigener Außenhandelsbetrieb der Deutschen Demokratischen Republik, DDR-701 Leipzig, Postfach 160, oder über den Akademie-Verlag,
DDR-107 Berlin, Leipziger Str. 3 – 4

Hinweise für Autoren

Die Manuskripte sind in Original-Maschinenschrift einseitig und zweizeilig der Redaktion einzureichen. Pro Zeile 35 oder 70 Anschläge. Der Umfang der Manuskripte sollte mit der Redaktion vereinbart sein. Abbildungen, Tabellen und Zwischentitel sind erwünscht. Es ist zweckmäßig, die Arbeit mit einer kurzen Zusammenfassung oder mit Schlußfolgerungen sowie mit Empfehlungen für die Praxis abzuschließen.
Die Redaktion behält sich eine Überarbeitung der angenommenen Manuskripte vor; größere Änderungen nur mit Einverständnis des Autors. Die Beiträge werden honoriert, Sonderdrucke nicht hergestellt.

Aufgaben der Ernährungswissenschaft im Rahmen der Gesundheitspolitik der DDR nach dem IX. Parteitag der SED

Auszug aus dem Referat des Stellvertreters des Ministers für Gesundheitswesen der DDR, Prof. Dr. sc. med. K. Spies, anläßlich des 30. Jahrestages der Gründung des Zentralinstituts für Ernährung der AdW

Als Stätte wissenschaftlicher Tätigkeit ist es die Aufgabe des Zentralinstitutes für Ernährung, die Zusammenhänge zwischen Nahrung, Ernährung, Gesundheit und Leistung zu erforschen und mitzuhelfen, diese Forschungsergebnisse zum Wohle der Bürger der sozialistischen Gesellschaft in die Praxis umzusetzen. Diese Aufgabe macht nicht vor den Grenzen unseres sozialistischen Staates halt, sondern erfordert eine enge Kooperation mit den Instituten für Ernährung sowie weiteren wissenschaftlichen Einrichtungen der anderen sozialistischen Länder.

Mit der Arbeit in Wissenschaft und Forschung, in der Lehre und im Zusammenwirken mit der Produktion wurden seit der Gründung des Institutes durch Prof. Dr. Scheunert, während des Wirkens des unvergessenen Prof. Dr. Täufel und in der Zeit, da Prof. Haenel dieses Institut leitet, international anerkannte wissenschaftliche und praktische Erfolge erzielt. Diese sind von großer Bedeutung für die Erhaltung und Förderung der Gesundheit, Leistungsfähigkeit und Lebensfreude unserer Bevölkerung.

Ernährungswissenschaft und Gesundheitspolitik

Die Entwicklung des Zentralinstitutes für Ernährung repräsentiert den Zusammenhang von Ernährungswissenschaft und Gesundheitspolitik.

Die 1946 dem Institut von der Sowjetischen Militäradministration übertragenen Aufgaben wurden im Verlauf der Entwicklung der gesellschaftlichen Verhältnisse ständig größer. Mit dieser Entwicklung stiegen aber nicht nur die Aufgaben, sondern auch die Möglichkeiten, die zu dem heutigen Zentralinstitut für Ernährung führten. Heute können wir feststellen, daß es zwischen dem Zentralinstitut für Ernährung und dem Ministerium für Gesundheitswesen mit seinen einzelnen Strukturelementen eine sehr gute Zusammenarbeit gibt. Dies betrifft z. B. die ständige Abstimmung der Aufgaben der Hauptforschungsrichtung 14 mit der Hauptabteilung Forschung, die Unterstützung der Aufgaben der Hauptabteilung Sozialwesen bei der Schaffung ernährungswissenschaftlicher Grundlagen für die Ernährung der Kinder in Krippen und Heimen, die enge Zusammenarbeit mit der Hauptabteilung Hygiene und Staatliche Hygieneinspektion bei der Erarbeitung ernährungsphysiologischer Normen, gesundheitsrelevanter Toleranzwerte für Fremdstoffe und Grundsätzen hinsichtlich der Migration von Plastbestandteilen in Lebensmitteln und vieles andere mehr.

Mit dem VIII. Parteitag der SED begannen wir in unserer Republik mit der Gestaltung der entwickelten sozialistischen Gesellschaft. Die weitere Erfüllung der bereits zum VIII. Parteitag der SED gestellten und auch nach dem IX. Parteitag der SED geltenden strategisch langfristigen Hauptaufgabe schafft weitere Voraussetzungen zur allseitigen körperlichen und geistigen Entwicklung unserer Bürger. Nur durch die hohen Leistungen der Werktätigen in der Produktion und das stabile Wirtschaftswachstum war und ist es möglich, die vielfältigen Bedürfnisse der Bürger zu befriedigen. Diese Einheit von Wirtschafts- und Sozialpolitik spiegelt sich auch in der Ernährungswissenschaft und in ihrem Zusammenhang mit der Gesundheitspolitik wider.

Bilanz

Neben der unmittelbaren Auswirkung der Ernährungswissenschaft auf die Gesundheit der Bevölkerung über ernährungsphysiologische Grundsätze, neuere Erzeugnisse, Beeinflussung der Ernährungsweise der Bürger usw. ist in immer stärkerem Maße eine mittelbare Auswirkung zu verzeichnen. So werden z. B. durch den Einsatz von Stärkehydrolysenprodukten allein für die Herstellung kalorienreduzierter Mayonnaisen und Remouladen jährlich 600 t Pflanzenöl eingespart. Damit zeigt sich, daß durch Konzentration der Forschung auf Schwerpunkte der Ernährungswissenschaft hervorragende gesundheitspolitische **und** volkswirtschaftliche Ergebnisse erzielt werden. Die Erforschung wesentlicher Zusammenhänge zwischen Ernährung und Gesundheit durch die Ernährungswissenschaft hat zu Ergebnissen geführt, die entscheidend auf verschiedenen Gebieten unsere Gesundheitspolitik beeinflußt haben.

Die Arbeit des ZfE hat sicher mit dazu beigetragen, durch die Erarbeitung einer Palette von 23 Erzeugnissen Kindernahrung auf Obst- und Gemüsebasis, durch neue Produkte für die Säuglingsernährung wie Milasan, Ki-Na, die Säuglingssterblichkeit auf den erreichten international anerkannten Stand zu senken.

Die Schaffung ernährungsphysiologischer Normen, die Erarbeitung der Rezepturenkartei mit mehr als 1500 Speisenkomponenten ist mit eine Grundlage, die Qualität der Speisen zu verbessern und die Arbeit der Küchenkräfte zu erleichtern.

Die Erarbeitung in sich geschlossener gesetzlicher Regelungen des Lebensmittelverkehrs, d. h. das Lebensmittelgesetz und viele seiner zur Durchführung erlassenen Rechtsnormen sind mit ein Verdienst des Zentralinstitutes für Ernährung.

Hervorheben möchte ich weiterhin noch die Erfüllung der Wettbewerbsverpflichtung eines Kollektivs des Zentralinstitutes für Ernährung zu Ehren des IX. Parteitages der SED mit der Erarbeitung von „Durchschnittswerten des physiologischen Energie- und Nährstoffbedarfs für die Bevölkerung der DDR" sowie von „Empfehlungen für die tägliche Energie- und Nährstoffaufnahme in der Ernährungspraxis der Bevölkerung der DDR mit Hinweisen auf die Gemeinschaftsverpflegung".

Diese Ergebnisse stellen praktische Unterlagen für Maßnahmen zur planmäßigen Verbesserung der Ernährungssituation der Bevölkerung dar und sind ein ausgezeichnetes Arbeitsmaterial.

Der Ernährungswissenschaft und der schnellen Umsetzung der Forschungsergebnisse kommt zunehmende Bedeutung zu, denn das Grundanliegen unserer sozialistischen Gesellschaftsordnung ist es, alles zu tun für das Wohl des Volkes, und hierzu hat die Ernährungswissenschaft einen erheblichen Beitrag zu leisten.

Die Würdigung des 30jährigen Bestehens des Zentralinstitutes für Ernährung wäre unvollständig, würde sie nicht die beispielhaften Aktivitäten im Rahmen des Forschungsprojektes „Ernährung und Leistung" einschließen, in dem Grundlagenforschung und angewandte klinische, soziologische und medizinische Forschung eng miteinander verbunden waren. Im Teilprojekt „Ernährung und Leistung" wurden beispielsweise im Rahmen der komplexen ernährungssoziologischen Studie interessante Aufschlüsse über die Ernährungsgewohnheiten und die Ernährungssituation verschiedener Alters- und Berufsgruppen gewonnen, die Grundlage für staatliche Entscheidungen darstellen, die jedoch auch Ausgangspunkt für die weiteren Forschungsaufgaben in den nächsten Jahren sind. Die exakte Kenntnis der Ernährungssituation und der Ernährungsgewohnheiten ermöglicht es, durch gezielte wissenschaftliche Fragestellungen eine Ernährungsbeeinflussung zu erreichen und somit durch die Ernährungswissenschaft spürbar und unmittelbar den Gesundheitszustand unserer Bevölkerung zu verbessern. Von besonderer praktischer Bedeutung waren auch die Forschungsarbeiten des Themenkomplexes „Fremdstoffe in der Ernährung", dessen Ergebnisse zumeist unmittelbar in staatliche Normative einflossen. Die Forschungsarbeit über die Fremdstoffeinflüsse werden sicher auch in Zukunft große Bedeutung behalten, da einerseits die Prophylaxe noxenbedingter Schäden zu einem Hauptanliegen des sozialistischen Gesundheitsschutzes zählt, andererseits den Realitäten folgend keine unerfüllbaren und unberechtigten Forderungen gegenüber den Industriebereichen erhoben werden können. Hier kommt es darauf an, die Forschungsaktivitäten in den Forschungsvorhaben Geschwulstforschung, Arbeitsmedizin, medizinische Aspekte des Umweltschutzes, Humangenetik und anderes mit zu nutzen.

Nicht unerwähnt soll der Themenkomplex „Gesellschaftliche Speisenwirtschaft" sein, der durch die Erarbeitung wissenschaftlich fundierter Verbrauchsnormen einen unmittelbaren Beitrag zur Praxisüberführung der im Projekt gewonnenen Erkenntnisse schuf. Die im Zentralinstitut für Ernährung erarbeitete Diätrezepturenkartei besitzt große medizinische Bedeutung. Hier ist mit einfachen Mitteln unter Nutzung der großen Erfahrung der Sektion Diätetik, mit großem persönlichen Engagement ein Ergebnis erzielt worden, daß die Qualität der medizinischen Betreuung unmittelbar verbessern hilft und die Effektivität spürbar steigert.

Schwerpunkte auf dem Gebiet der Ernährungswissenschaft bis 1980 und darüber hinaus

Auf dem IX. Parteitag der Sozialistischen Einheitspartei Deutschlands erklärte der Generalsekretär der SED, Genosse Erich Honecker, daß wir auch künftig der Erhaltung, Förderung und Wiederherstellung von Gesundheit und Leistungsfähigkeit der Menschen sowie ihrer gesunden Ernährung große Bedeutung zumessen. Die Direktive des IX. Parteitages der SED zum Fünfjahrplan für die Entwicklung der Volkswirtschaft der DDR in den Jahren 1976—1980 erklärt die Gesundheitspolitik zu den edelsten Zielen unserer sozialistischen Gesellschaft. Die Sicherung einer gesunden Ernährung der Bevölkerung ist ein wesentlicher Beitrag zur Erhaltung, Förderung und Wiederherstellung der Gesundheit, Leistungsfähigkeit und Lebensfreude bis ins hohe Alter. Daher wurde in den Dokumenten des IX. Parteitages der SED den Werktätigen der Land-, Forst- und Nahrungsgüterwirtschaft der Auftrag erteilt, die gesunde Ernährung des Volkes mit hochwertigen Lebensmitteln zu gewährleisten. Diese enge Beziehung zur Gesundheit und Ernährung kommt auch im Parteiprogramm der SED zum Ausdruck; vor allem in der Formulierung der Aufgabenstellung für die Grundlagen- und angewandte Forschung in den Biowissenschaften einschließlich der naturwissenschaftlichen Grundlagen der Medizin.

Ich möchte die Aufmerksamkeit auf einige Fragen lenken, die sich aus den Zielstellungen des sozialpolitischen Programms des Fünfjahrplanes ergeben:

1. Gesellschaftliche Speisenwirtschaft

Die weitere Erhöhung des materiellen und kulturellen Lebensniveaus der Bevölkerung beinhaltet bekanntlich u. a. Maßnahmen der Steigerung der Versorgungsleistungen, der Verbesserung der Arbeits- und Lebensbedingungen in den Betrieben und die Verbesserung der medizinischen und sozialen Betreuung der Bevölkerung. Von wesentlicher Bedeutung ist in diesem Zusammenhang die kontinuierliche Steigerung der gesellschaftlichen Fonds — für eine Familie mit 4 Personen werden 1980 die monatlichen Ausgaben des Staates über die gesellschaftlichen Fonds 680,— Mark betragen —, in denen die gesellschaftliche Speisenwirtschaft eingeschlossen ist. Damit entstehen neue umfangreiche Aufgaben für die Lebensmittel- und Ernährungshygiene. So werden z. B. seit dem 1. 1. 1976 in unserer Republik unter Mitwirkung des Zentralinstitutes für Ernährung weitere Anstrengungen zur Verbesserung der Schüler- und Kinderspeisung unternommen.

Zur Durchsetzung der mit der neuen Verordnung über die Schüler- und Kinderspeisung vorgesehenen Maßnahmen der Erhöhung des Naturaleinsatzes der Lebensmittel und des Angebotes einer altersdifferenzierten Kost werden allein jährlich zusätzlich zu den bisherigen Ausgaben über 180 Millionen Mark aus dem Staatshaushalt ausgegeben.

Eine besondere Aufgabenstellung ergibt sich für die Ernährungswissenschaft aus der notwendigen weiteren Verbesserung der Nachtschichtverpflegung sowie der vorgesehenen Zunahme der Zahl der Teilnehmer am Werkküchenessen um etwa 1 Million Werktätige, zu denen im stärkeren Maße die Beschäftigten in Kleinkollektiven (z. B. im Bereich des Handels) gehören, eine Aufgabenstellung, die auch im Rahmen der RGW-Zusammenarbeit bearbeitet wird.

Einen weiteren Schwerpunkt in der gesellschaftlichen Speisenwirtschaft stellt die Mitwirkung an der Verbesserung der Urlauberbetreuung dar.

Es sind solche Technologien und Produkte zu entwickeln, die die Kapazitätsüberlastungen der Küchen reduzieren und damit auch das gestiegene hygienische Risiko in diesen Objekten mindern.

2. Entwicklung des Lebensmittelsortimentes

Eine Grundaufgabe der Ernährungswissenschaft ist es, die Zusammenhänge zwischen Ernährung und Gesundheit noch näher zu erforschen und — ausgehend von diesen Erkenntnissen und der volkswirtschaftlichen Entwicklung — die Ergebnisse im Rahmen der Entwicklung neuer Verfahren und Technologien der Lebensmittelproduktion zu nutzen und in die planmäßige Gestaltung des Lebensmittelsortimentes zur Verbesserung der Ernährungssituation einzubeziehen.
Die in der Direktive zum IX. Parteitag der SED für die Landwirtschaft genannten Aufgaben zur Produktionssteigerung z. B. bei Schlachtvieh, Milch, Obst und Gemüse erfordern einen effektiven und stärkeren Einsatz von Pflanzenschutz- und Schädlingsbekämpfungsmitteln, Wachstumsinhibitoren sowie anderen chemischen Stoffen. Diese Bemühungen müssen durch Mitwirkung bei der Regulierung des Einsatzes dieser Stoffe unterstützt werden. Dabei müssen Fremdstoffbelastungen der Bevölkerung auch über die Nahrung vermieden werden. Weiterhin sind die gewonnenen Lebensmittel und Rohstoffe so effektiv wie möglich einzusetzen, Rohstoffverluste zu verhindern und wertvolle Produkte, die bisher nicht oder nur wenig zum Einsatz kamen, mitzuverwerten. Dank der Politik unserer Partei und Regierung war es möglich, den auf dem Weltmarkt zu verzeichnenden Preisanstieg in unserer Republik so abzufangen, daß die Preise stabil gehalten werden konnten. Die inflationistische Entwicklung auf dem kapitalistischen Markt macht es notwendig, stärker als bisher einheimische Rohstoffe zu verwenden.
Die zielgerichtete Sortimentsentwicklung der Lebensmittel muß nach folgenden Schwerpunkten durchgeführt werden:

- Sicherung der Versorgung mit traditionellen Erzeugnissen
- Teilweise Veränderung der Sortimentsstruktur innerhalb und zwischen den Sortimentsgruppen z. B. Fleisch, Fett, Obst und Gemüse
- Veränderung der traditionellen Lebensmittel durch Fett- und Zuckerreduktion unter Beibehaltung oder Verbesserung der Qualität
- Entwicklung neuer und gesundheitsfördernder Lebensmittel.

Eine gesunde Ernährung trägt dazu bei, die Lebensfreude zu erhöhen. Die bewußte Gestaltung der Ernährungsweise ist daher ein wichtiger Faktor für die Erhöhung des kulturellen Lebensniveaus unserer Bürger. Eine wissenschaftlich begründete Ernährungsaufklärung und Ernährungsberatung muß mithelfen, die Bevölkerung zu einer gesunden Lebensweise zu erziehen. Dies ist sicher auch ein weites Feld für die Öffentlichkeitsarbeit des Zentralinstitutes für Ernährung.
Die Veränderung des traditionellen Lebensmittelsortimentes und die Entwicklung neuer und gesundheitsfördernder Lebensmittel ist insbesondere auf eine Fett- und Zuckerreduktion gerichtet. Ziel ist es, die Überernährung eines Teiles unserer Bevölkerung einzuschränken bzw. den Grad der Überernährung nicht weiter ansteigen zu lassen. Ausgehend von gesundheitspolitischen und volkswirtschaftlichen Erwägungen wurde in den Dokumenten des IX. Parteitages der SED festgelegt, durch die Ernährungswirtschaft beschleunigt Fett- und Zuckeraustauscher zu entwickeln.
Diese Aufgabe ist Bestandteil der HFR 14 und sollte im Hinblick auf ihre gesundheitspolitische und volkswirtschaftliche Bedeutung mit größerer Konsequenz realisiert werden. Natürlich sind wir uns der Schwierigkeiten dieser Aufgabe, die große internationale Bedeutung hat, bewußt. Die auf diesem Gebiet erzielte Kooperation im RGW, insbesondere zwischen der UdSSR, der ČSSR, der Ungarischen VR und der DDR sollte noch enger gestaltet und damit eine schnellere Lösung der Aufgabe versucht werden.

3. Toxikologische Aspekte

Die Umsetzung einer Vielzahl von Forschungsergebnissen in die Praxis scheitert häufig an der ungeklärten gesundheitlichen Unbedenklichkeit bestimmter Verfahren bzw. bestimmter Substanzen. Ungenügende toxikologische Kapazitäten bilden hierfür die Ursache. Vielfach wurden Forschungs- und Entwicklungsarbeiten im wesentlichen abgeschlossen, während der eigentliche Nachweis der gesundheitlichen Unbedenklichkeit nicht oder nur Jahre später erbracht werden konnte.
Der Präsident der Akademie der Wissenschaften und der Minister für Gesundheitswesen sind um die Lösung dieses Problems bemüht. Jedoch sollten auch die verschiedenen Industriezweige, insbesondere die chemische Industrie, die bezirksgeleitete Industrie und Lebensmittelindustrie sowie die Land-, Forst- und Nahrungsgüterwirtschaft selbst Voraussetzungen zur toxikologischen Testung der Erzeugnisse ihrer Bereiche schaffen.

4. Spezialnahrungen

Auf der Grundlage der neuen medizinischen Erkenntnisse verstärken sich auch die Kenntnisse über ernährungsbedingte und ernährungsabhängige Krankheiten. Während es einerseits durch prophylaktische Maßnahmen gilt, ernährungsbedingten Erkrankungen vorzubeugen, müssen in den kommenden Jahren andererseits für eine Vielfalt erkannter ernährungsabhängiger Krankheiten die Voraussetzungen für eine entsprechende Ernährung dieses Personenkreises geschaffen werden. Dies gilt z. B. für

- die Erweiterung des Diabetikerlebensmittelsortimentes
- die Bereitstellung einer entsprechenden Kost für die etwa 2000 Coeliakiekranken in unserer Republik
- die Schaffung einer ausgewogenen eiweißarmen Diät für Patienten mit Niereninsuffizienz
- die Zurverfügungstellung einer laktosefreien Milch für Patienten mit Laktoseintoleranz
- die Vereinheitlichung der Diät in Einrichtungen des Gesundheitswesens.

Mit der Lösung dieser Aufgaben ist es möglich, fördernd in den Heilungsprozeß einzugreifen, oder aber zumindest die Lebenserwartung der Patienten um Jahre hinaus zu verlängern.
Ich bin überzeugt, daß in einer weiteren Vertiefung der Verflechtungsbeziehungen zwischen den medizinischen Forschungsvorhaben der Ernährungsforschung (HFR 14) große Reserven für eine zunehmend bessere wissenschaftliche Beherrschung des bedeutenden Faktors Ernährung für die Erhaltung, Förderung und Wiederherstellung von Gesundheit und Lebensfreude liegen. Der Generalsekretär des Zentralkomitees der SED, Genosse Erich Honecker, hob in seinem Bericht hervor, daß die Grundlagenforschung — ebenso wie die angewandte Forschung — insbesondere der volkswirtschaftlichen Entwicklung besser entsprechen muß. In der Direktive des IX. Parteitages der SED heißt

es hierzu, daß „die naturwissenschaftlich-technische und mathematische Grundlagenforschung auf die . . . Erhaltung, Förderung und Wiederherstellung von Gesundheit und Leistungsfähigkeit des Menschen durch Verstärkung naturwissenschaftlicher Grundlagen der Medizin und systematische Arbeiten zur Sicherung einer gesunden Ernährung" als Schwerpunkt zu richten ist.
Das Forschungsprogramm „Biowissenschaften" der Akademie der Wissenschaften der DDR und des Ministeriums für Hoch- und Fachschulwesen, abgestimmt u. a. auch mit dem Ministerium für Gesundheitswesen, entwickelt die Ernährungsforschung als eigene Hauptforschungsrichtung und beinhaltet die naturwissenschaftliche Grundlagenforschung der Medizin auf dem Gebiet der Ernährung. In die Hauptforschungsrichtung 14 „Ernährung" wurden viele Industrieinstitute als Partner durch entsprechende Kooperations-Vereinbarungen einbezogen.

Überführung der Forschungsergebnisse in die Praxis

Zahlreiche Forschungsergebnisse des Zentralinstitutes für Ernährung wurden schnell in die Praxis umgesetzt und haben sich hier bewährt. Leider muß jedoch noch in vielen Fällen festgestellt werden, daß die Überführung der Forschungsergebnisse in die Praxis noch zu langsam erfolgt. Beispiele hierfür sind u. a.

- die Herstellung definierter, vergleichbarer Chargen des Stärkehydrolysenproduktes SHP und seine weite Anwendung in der Lebensmittelproduktion
- die Überführung der Entwicklung einer laktosefreien Milch in die Produktion
- die seit mehr als 10 Jahren abgeschlossene Entwicklung von Dickzuckerfrüchten u. ä. mit Sorbit zur dringend notwendigen Qualitätsverbesserung von Diabetiker-Lebensmitteln

und vieles andere mehr.
Das Ministerium für Gesundheitswesen ist bemüht, die schnelle Überführung der Forschungsergebnisse im Zusammenwirken mit den anderen staatlichen Organen zu unterstützen. Auch über die operative Arbeitsgruppe „Gesunde Ernährung", in der das Zentralinstitut für Ernährung aktiv beteiligt ist, wird entsprechend dem Ministerratsbeschluß vom 1. 3. 1972 zur weiteren Gestaltung einer gesunden Ernährung Einfluß genommen. Durch diese operative Arbeitsgruppe wurden abgestimmte Vorschläge zur weiteren Verbesserung der gesunden Ernährung der Bevölkerung erarbeitet.
Der Gesundheitsschutz ist eine gesamtgesellschaftliche Aufgabe und demzufolge muß die Überführung der Forschungsergebnisse in die Praxis noch mehr von den jeweiligen verantwortlichen Bereichen der Industrie getragen werden. Auch hierbei gilt es, die Einheit von Wirtschafts- und Sozialpolitik zu verwirklichen.
Ohne für das Problem der Überführung eine absolute Lösung nennen zu können, erscheint es mir jedoch erforderlich, daß die Industrieinstitute in dieser Hinsicht stärker wirksam werden. Das erfordert jedoch eine noch engere und verbesserte Zusammenarbeit zwischen den Wissenschaftlern des Zentralinstitutes für Ernährung, den Industrieinstituten und den Betrieben. Gute Beispiele hierfür bestehen in den Kontakten zum Institut für Getreideverarbeitung zur Entwicklung einer Diät für Nierenerkrankungen und bei Coeliakie, in der Zusammenarbeit mit dem Institut für Obst- und Gemüseverarbeitung zur Standardisierung der Kindernahrung. Jedoch bieten sich hier noch erhebliche Reserven an. Meines Erachtens sollte die Zusammenarbeit zwischen den Industrieinstituten und dem Zentralinstitut für Ernährung entscheidend verbessert werden und die Verantwortung der Industrieinstitute im Rahmen der Anwendungsforschung stärker genutzt werden. So, wie die enge Zusammenarbeit mit den Partnerinstituten der sozialistischen Bruderländer gestaltet wurde, sollte auch die Zusammenarbeit mit unseren Industrieinstituten verbessert werden im Interesse der schnellen Umsetzung der Forschungsergebnisse in die Praxis und der Erfüllung der in diesem Sinne gestellten Aufgaben des IX. Parteitages der SED. Ein Weg dazu: Die Experten der Industrieinstitute über die Bedeutung und gesundheitlichen Auswirkungen der Forschungsergebnisse eingehend zu informieren.

Zusammenarbeit im Rahmen des RGW und der WHO

Die Zusammenarbeit im Rahmen des RGW und der WHO erfolgt auf der Grundlage abgestimmter multilateraler und bilateraler Pläne und Vereinbarungen. In allen Forschungsrichtungen der Hauptforschungsrichtung 14 bestehen ausgezeichnete Kontakte zu den Partnerinstituten und anderen Einrichtungen insbesondere mit der UdSSR, der ČSSR, der VR Polen und der Ungarischen VR.
Diese guten Kontakte betreffen im gleichen Maße auch die Zusammenarbeit mit entsprechenden Industrieinstituten der sozialistischen Bruderländer. In einigen Fällen erscheint es notwendig, die Zusammenarbeit zu verstärken. Dies betrifft z. B. die Erforschung der gesellschaftlichen Grundlagen der Ernährung in Zusammenarbeit mit der UdSSR.
Die gemeinsame Forschung und Nutzung zwischen den sozialistischen Bruderländern ist mit eine Voraussetzung zur Erfüllung der gemeinsam gestellten Hauptaufgabe. Unter diesem Aspekt ist auch die Zusammenarbeit in der Ständigen Kommission Lebensmittelindustrie des RGW zu sehen.

Schlußfolgerungen

Die im Rahmen des Forschungsprogramms „Biowissenschaften" festgelegten Forschungsvorhaben der Hauptforschungsrichtung 14 für den Zeitraum 1976—1980 bilden entsprechend den in den Parteitagsdokumenten genannten richtungsweisenden Aufgaben die Grundlage für die weitere Erhöhung der Volksgesundheit, der Lebenserwartung und Lebensfreude unserer Bürger. Sie sind orientiert auf die ökonomisch zweckmäßige Nutzung der Lebensmittelrohstoffe, die Qualität und Verbesserung des Lebensmittelsortimentes und der gesellschaftlichen Speisenwirtschaft sowie die Erziehung zum bewußten Ernährungsverhalten der Bevölkerung.
Die weitere Gestaltung der entwickelten sozialistischen Gesellschaft mit der Hauptaufgabe, auf der Grundlage eines hohen Entwicklungstempos der Produktion das materielle und kulturelle Lebensniveau des Volkes zu erhöhen und die Voraussetzungen für die Entwicklung allseitig gebildeter sozialistischer Persönlichkeiten zu schaffen, stellt an die Ernährungswissenschaft höhere Aufgaben. Gestützt auf die neuen Ergebnisse der Ernährungswissenschaft und die Erfolge der Werktätigen in der Nahrungsgüterproduktion, in der Lebensmittelindustrie und im Lebensmittelhandel werden Arzt und Ernährungswissenschaftler Hand in Hand mit unseren Werktätigen die verantwortungsvolle Aufgabe der weiteren Gestaltung einer gesundheitsfördernden Ernährung des Volkes erfüllen.

H.-A. Ketz

Ernährung und Leistung

III. Der Einfluß der Ernährung auf die Leistungsfähigkeit im tropischen und Höhenklima sowie bei Schwerelosigkeit

Die Frage nach der leistungsgerechten Ernährung unter extremen klimatischen Bedingungen ist forschungsmäßig nach wie vor aktuell und von praktischer Bedeutung. Die Notwendigkeit einer höheren Energie- und Nährstoffzufuhr in tropischen Klimaten — einschließlich einer entsprechenden Flüssigkeits- und Mineralstoffaufnahme — läßt sich aus neueren Untersuchungsergebnissen über charakteristische Veränderungen physiologischer Kenngrößen ableiten.
Bei einer Erhöhung der Umgebungstemperatur von 20 °C auf 38 bis 44 °C wird, unabhängig von der Luftfeuchtigkeit, bei leichter körperlicher Arbeit ein durchschnittlicher Anstieg der Atemfrequenz um 60%, der O_2-Aufnahme um 50%, der Herzfrequenz um 13% und der Körpertemperatur um 10% gemessen (Abbildung 1).

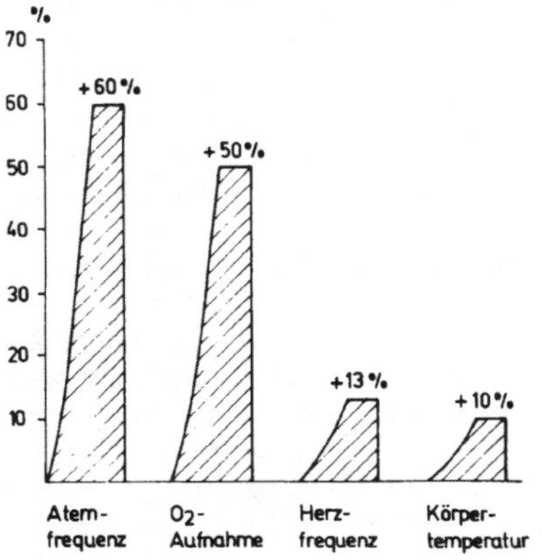

Abb. 1. Durchschnittlicher Anstieg physiologischer Kenngrößen bei Erhöhung der Umgebungstemperatur von 20 °C auf 38—44 °C mit unterschiedlichen Luftfeuchtigkeiten bei leichter körperlicher Arbeit

In direkter Abhängigkeit von der Luftfeuchtigkeit nimmt die Schweißabgabe bei einer Umgebungstemperatur von 37,8 °C schnell zu (Abbildung 2).
Diese wenigen Beispiele sollen zeigen, daß aus den Veränderungen dieser physiologischen Kenngrößen, die für eine Erhöhung des Energieverbrauches charakteristisch sind, unter Berücksichtigung weiterer Bezugsgrößen — wie Alter, Geschlecht, Körpermasse und Körperzusammensetzung — leistungsabhängige Richtwerte für den Energie-, Nährstoff- und Flüssigkeitsbedarf bei erhöhten Umgebungstemperaturen ableitbar sind.
Ein Problem, das auch Ernährungsphysiologen immer wieder beschäftigt hat, ist der hohe Energiebedarf bei Bergsteigern unter den Bedingungen des Höhenklimas. Hierfür geben uns neuere Untersuchungsbefunde über Veränderungen physiologischer Kenngrößen bei leichter und schwerer körperlicher Arbeit im Höhenklima interessante Hinweise.
Bei leichter körperlicher Arbeit kommt es unter den Bedingungen eines Höhenklimas von 4300 m im Vergleich zur selben Belastung in Meeresspiegelhöhe zu einem Anstieg der Atemfrequenz um 35%, der Herzfrequenz um 13% und des Sauerstoffverbrauchs um 5% (Abbildung 3).
Leisten dieselben Versuchspersonen unter gleichen Bedingungen schwere körperliche Arbeit, so steigt die Atemfrequenz um 58%, die Herzfrequenz sinkt um 3% und der Sauerstoffverbrauch nimmt trotz erhöhter Atemfrequenz um 11% ab (Abbildung 4).

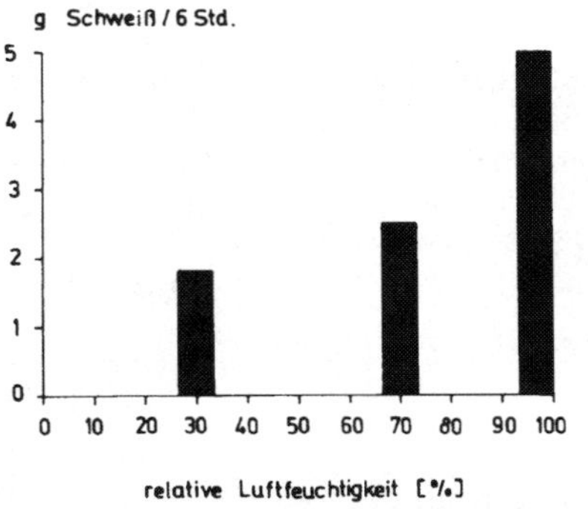

Abb. 2. Anstieg der Schweißabgabe bei einer Umgebungstemperatur von 37,8 °C mit unterschiedlicher relativer Luftfeuchtigkeit bei leichter körperlicher Arbeit

Unter anderen Belastungsbedingungen, bei denen das Bergsteigen mit und ohne Gepäck unter klimatischen Bedingungen in Meeresspiegelhöhe und einer Höhe von 4300 m simuliert wurde, ergaben sich folgende Veränderungen wichtiger physiologischer Kenngrößen für den Energieverbrauch:
Im Vergleich zu den Ausgangswerten in Meeresspiegelhöhe nimmt bei 4 Grad Steigung ohne Gepäck in einer Höhe von 4300 m die Atemfrequenz um 60%, die Herzfrequenz um 22% und der Sauerstoffverbrauch um 12% zu.

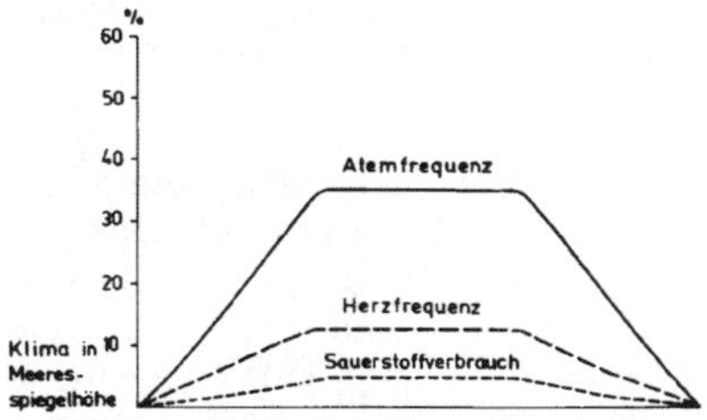

Abb. 3. Veränderungen physiologischer Kenngrößen im Höhenklima (4300 m) bei leichter körperlicher Arbeit

Bei 8 Grad Steigung mit 20 kg Gepäck kommt es im Höhenklima im Vergleich zu den bereits in Meeresspiegelhöhe angestiegenen Ausgangswerten zur weiteren Erhöhung der Atemfrequenz um 90%, der Herzfrequenz um 5% und des Sauerstoffverbrauchs um 22% (Abbildung 5).
Diese wenigen Beispiele mögen ausreichen um zu zeigen, daß unter Berücksichtigung der üblichen Bezugsgrößen (Alter, Geschlecht, Körpermasse, Körperzusammensetzung) eine Berechnung des Energiebedarfs unter verschiedenen klimatischen Bedingungen möglich ist. Damit ist eine wichtige Ausgangsgröße zur Festlegung einer

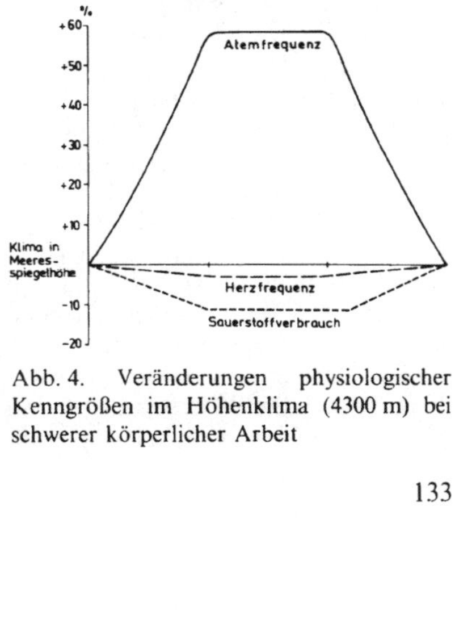

Abb. 4. Veränderungen physiologischer Kenngrößen im Höhenklima (4300 m) bei schwerer körperlicher Arbeit

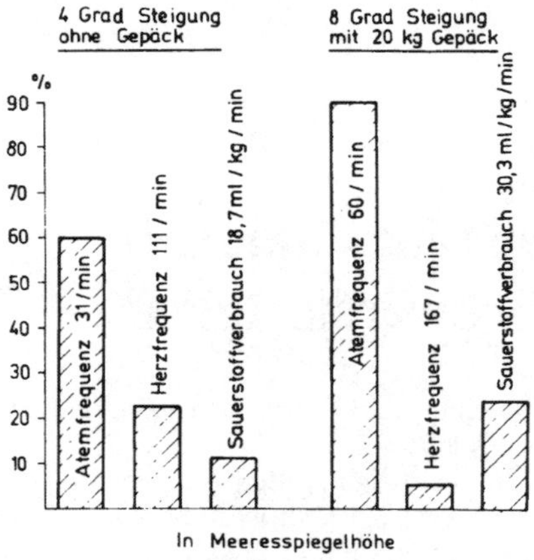

Abb. 5. Veränderungen physiologischer Kenngrößen beim Bergsteigen im Höhenklima (4300 m) bei unterschiedlicher Belastung

leistungsgerechten Ernährung gesichert. Im Hinblick auf die Deckung dieses erhöhten Energiebedarfs durch eine ausgeglichene Nährstoffzufuhr gibt es praktische Erfahrungswerte. Eine ausreichende ernährungswissenschaftliche Begründung für optimale Kostregimes unter extremen klimatischen Bedingungen steht noch aus.

Grundbedingungen für die praktische Ernährung bei extremer Belastung im Höhenklima sind:

- Geringes Gewicht der Nahrungsmittel bei einem möglichst hohen Energiegehalt
- sehr gute geschmackliche Abstimmung.

Von einer Pamirexpedition wurde berichtet, daß über 5000 m Höhe selbst die beste Schokolade nicht mehr schmeckt, weil sie eine zu einseitige Geschmacksvariante darstellt. Hier eignen sich geschmacklich variierte, energiereiche und flüssigkeitsarme Kekskomprimate oder ähnliche Nahrungskomponenten.

Ernährung bei Schwerelosigkeit

Abschließend sei noch auf ein besonders interessantes und zukunftsträchtiges Gebiet der Ernährung unter extremer Belastung eingegangen — nämlich auf die Anforderungen an die Ernährung unter den Bedingungen der Schwerelosigkeit. Nach der Einschätzung sowjetischer und amerikanischer Experten werden bis 1981 noch Weltraumflüge über 12 Monate und von längerer Dauer mit 3—9 Kosmonauten an Bord der Raumstationen stattfinden. Nach internationaler Übereinkunft beginnt der Weltraum bei 160 km Distanz von der Erdoberfläche. Im Hinblick auf den Einfluß der Ernährung auf das Leistungsvermögen bieten sich hierbei für die Ernährungsforschung neue Ansätze und Impulse für die Vertiefung und Erweiterung unserer Kenntnisse, die auch für die Ernährung auf der Erde von großem Nutzen sein können.

Über die Ausgangsgröße für eine optimale Ernährung im Verlaufe kürzerer oder längerer Raumfahrten — den Energieverbrauch — sind wir dank moderner Fernfeldtelemetrie gut informiert (Abbildung 6).

So lag der durchschnittliche Energieverbrauch in den Raumschiffen Woschod 1 und 2 zwischen 110 und 130 kcal/Std., im Raumschiff Sojus 9 bei 110 kcal/Std. Während des Apollo-16-Unternehmens wurden Werte für den Energieverbrauch zwischen 120 und 210 kcal/Std. registriert.

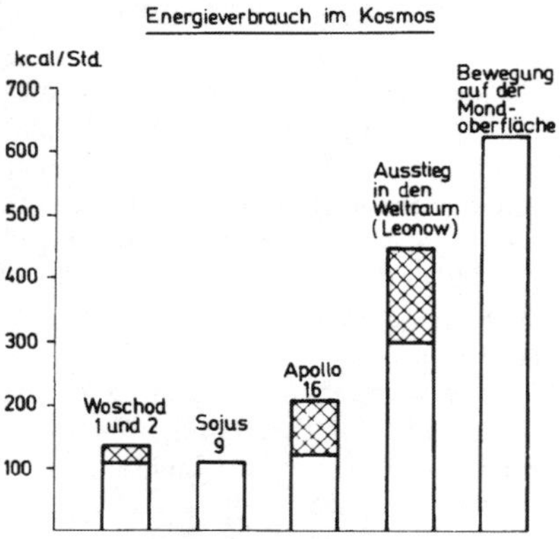

Abb. 6. Der Energieverbrauch im Kosmos

Mit der Erhöhung der körperlichen Belastung kommt es im Weltraum zu einem sprunghaften Anstieg des Energieverbrauchs um das 2—3fache. Die beim Ausstieg des Kosmonauten Leonow in den Weltraum registrierten Werte lagen zwischen 300 und 450 kcal pro Std. Während der Bewegung auf der Mondoberfläche verbrauchten die Astronauten im Mittel 625 kcal pro Stunde.

Außer diesen für die Ernährung wichtigen Grunddaten verfügen wir noch über eine Reihe weiterer Kenntnisse über den Einfluß der Schwerelosigkeit auf einige Organe, Organsysteme und den Stoffwechsel, die für die optimale Ernährung unter diesen Bedingungen von Bedeutung sind. Die allgemeinen Wirkungen der Schwerelosigkeit betreffen das Nervensystem, das Blut, das Herz-Kreislaufsystem, den Hormonstoffwechsel, den Wasserhaushalt und den Mineralstoffwechsel (Abbildung 7).

Für die optimale Versorgung mit Nährstoffen und Flüssigkeit sind die Wirkungen der Schwerelosigkeit auf den Hormonstoffwechsel, den Wasserhaushalt und den Mineralstoffwechsel von besonderem Interesse (Abbildung 8).

Mit einer gesteigerten Adiuretin-Sekretion kommt es zum Wasserverlust, der bei gleichzeitig erhöhter Aldosteron-Sekretion zur Natrium-Retention führt. Mit dem Wasserverlust ist außerdem ein Kaliumverlust verbunden. Im Bereich des Mineralstoffwechsels kommt es zum Verlust von Chlor-, Magnesium-, Phosphor- und Kalziumionen. Letzterer äußert sich in einem Anstieg der Kalziumausscheidung mit dem Harn (Hyperkalziurie), der wiederum einen Abfall des Blutkalziumspiegels (Hypokalzämie) zur Folge hat. Der Verlust von Magnesium, Phosphor und Kalzium bedingt eine Verringerung der Knochendichte. In Verbindung mit dem Kaliumverlust kommt es zur Verringerung der Muskelmasse. Neben einer Vermehrung von Basen im Blut (kompensierte hypokalämische

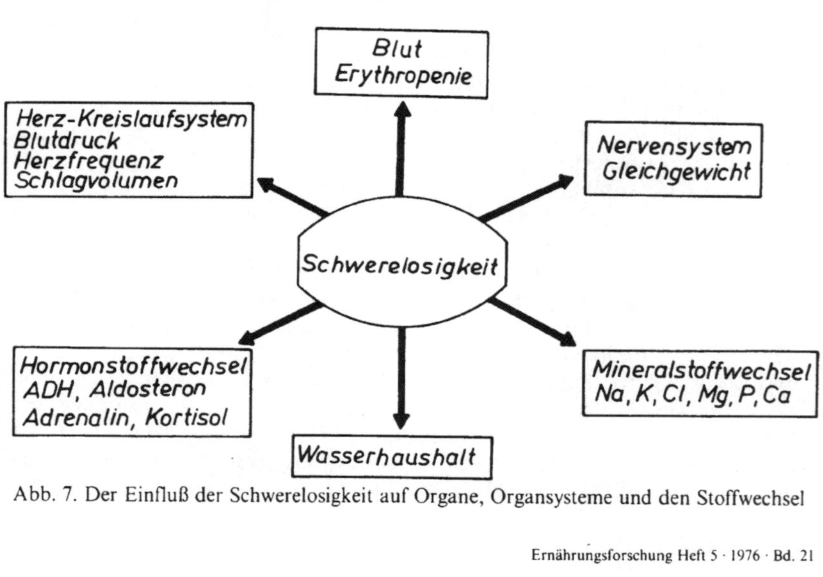

Abb. 7. Der Einfluß der Schwerelosigkeit auf Organe, Organsysteme und den Stoffwechsel

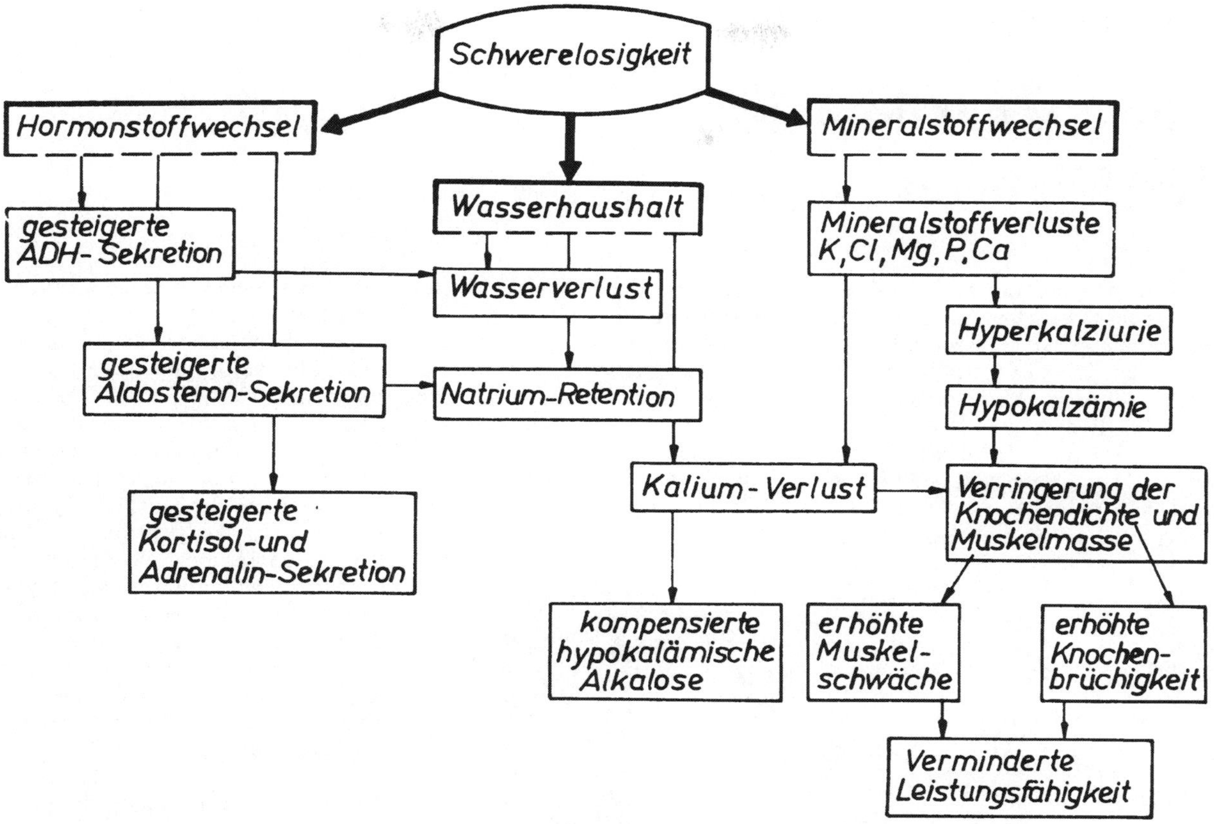

Abb. 8. Vereinfachtes Schema der Zusammenhänge zwischen Schwerelosigkeit, Stoffwechsel und Leistungsfähigkeit

Alkalose) treten Muskelschwäche und eine erhöhte Knochenbrüchigkeit auf. Alle physiologisch nachweisbaren Veränderungen bedingen eine verminderte Leistungsfähigkeit, wenn sie nicht durch eine adäquate Nährstoffzufuhr kompensiert werden. Als Folge des Wasserverlustes und einiger anderer Faktoren tritt eine Gewichtsabnahme ein, die bei Kosmonauten mit einer Größenordnung von 2 bis 4 kg und bei Astronauten mit 0,5 bis 4,5 kg, unabhängig von der Dauer der Raumflüge, angegeben wird. Die Verminderung der Knochendichte ist ein Summationseffekt von Schwerelosigkeit und Bewegungsmangel.

In den mit Hilfe von Ernährungswissenschaftlern zusammengestellten Kostplänen wurden insbesondere während der längeren Raumflüge in letzter Zeit alle diese Faktoren berücksichtigt. Aus speziellen Berichten über die Ernährung von Kosmonauten und Astronauten ist zu entnehmen, daß vielseitige, abwechslungsreiche Menüs mit einem 4-Mahlzeitenrhythmus einschließlich zusätzlichen Mineralstoffgaben verabreicht wurden. Hierfür wurden bis zu 75 verschiedene Speisen und Getränke in verschiedener Form und Verpackung entwickelt.

Nach dem Wechsel aus der Schwerelosigkeit in das Schwerefeld der Erde ergeben sich für die Ernährung bei der Normalisierung des Stoffwechsels und der Leistungsfähigkeit besondere Probleme. Im Vordergrund stehen hierbei die Rehydrierung und Remineralisierung. So ist der Wasserbelastungstest erst nach 21 Tagen wieder normal. In dieser Wiederanpassungsphase muß auf eine ausreichende Flüssigkeits- und Mineralzufuhr mit der Nahrung geachtet werden.

(Literatur kann beim Verfasser angefordert werden).

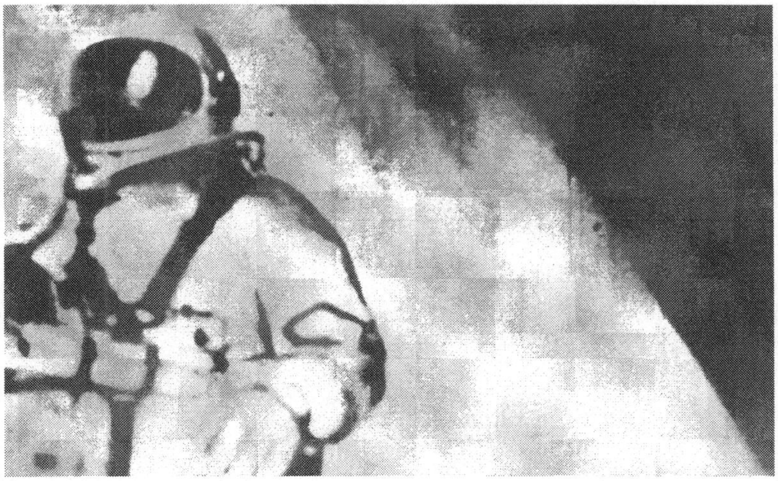

Der sowjetische Kosmonaut Beljajew fotografierte diesen historischen Moment der Menschheitsgeschichte: Der erste Mensch, der den Kosmos betrat. Unser Bild zeigt den sowjetischen Kosmonauten Leonow wenige Augenblicke nach dem Verlassen des Raumschiffes „Woschod 2"

Prof. Dr. H.-A. Ketz
Zentralinstitut für Ernährung
der AdW der DDR
Potsdam-Rehbrücke

V. Schliack und H. Thoelke

Zur Epidemiologie des Diabetes

Die Ausgangssituation vor 25 Jahren kennzeichnet Aufgaben und praktische Bedeutung epidemiologischer Diabetesforschung: Ein Diabetes galt grundsätzlich als primär chronische Krankheit; aus Remissionen wurde abgeleitet, daß kein „echter" Diabetes vorgelegen habe [3]. Damals stützte sich die Diagnose im wesentlichen auf das Stoffwechsel - Dekompensationssyndrom. Eine einheitliche Krankheitsdefinition fehlte. Für unsere Untersuchungen mußten wir daher — zunächst empirisch — eine Abgrenzung des Diabetes zur Norm festlegen [7]. Mit der Objektivierung und Vorverlegung der Diagnose durch Laboruntersuchungen wurde die Einbeziehung und Verlaufskontrolle auch klinisch stummer Formen mit unterschiedlicher Dekompensationsneigung sowie die Bildung von Grenzfallgruppen erreicht. Wir erhofften uns hiervon auch kurative Ansätze. Zuerst erfaßten wir 1949 und 1950 die Behandlungsfälle mit Hilfe der damaligen Diät- und Insulinzuteilungsregister [5]. Hiernach belief sich die Krankheitshäufigkeit auf 1‰ der Bevölkerung, in ländlichen Bezirken 0,7 bis 0,9‰, in Berlin 0,25‰. Im Gegensatz hierzu betrug sie in der Vorkriegsperiode durchschnittlich 3‰.

Um die Bedeutung der Ernährung für die Diabetesmanifestation zu untersuchen, führten wir damals einen Vergleich zwischen der durchschnittlichen Ernährung der Berliner Bevölkerung und den Diabetes-Neuerkrankungen durch (Abbildung 1). Hierbei sahen wir, daß erst eine generelle Kalorienreduktion unter 1500 kcal sich hemmend auf die Diabetesmanifestation auswirkte. Die Erhöhung der Kalorienzufuhr über 1500, ohne daß 2000 kcal überschritten wurden bei relativ großem Fettkonsum, verstärkte erheblich die Manifestationsfrequenz. Außerdem ergab sich eine deutliche Beziehung zum Körpergewichtsverhalten: Die Bevölkerungsgruppe mit den meisten Diabetesmanifestationen (Frauen über 60 Jahre) nahm im Verlauf eines Jahres durchschnittlich 15 kg zu [6].

1951 begannen wir im europäischen Raum mit den ersten Diabetesreihenuntersuchungen und fanden dabei auch auf dem Lande eine Diabeteshäufigkeit zwischen 1,5 und 2%, d. h. das 15- bis 20fache nach unseren damaligen diagnostischen Kriterien. Auf je einen „bekannten" Diabetiker fanden wir fünf vorher nicht diagnostizierte Diabetiker. Unsere Untersuchungen bestätigten außerdem die Statistiken der bisher registrierten Krankheitsfälle [4]. Bereits diese ersten Untersuchungen bewiesen die Abhängigkeit der Diabeteshäufigkeitsangaben von den diagnostischen Methoden und Kriterien. Mit Unterstützung der Internationalen

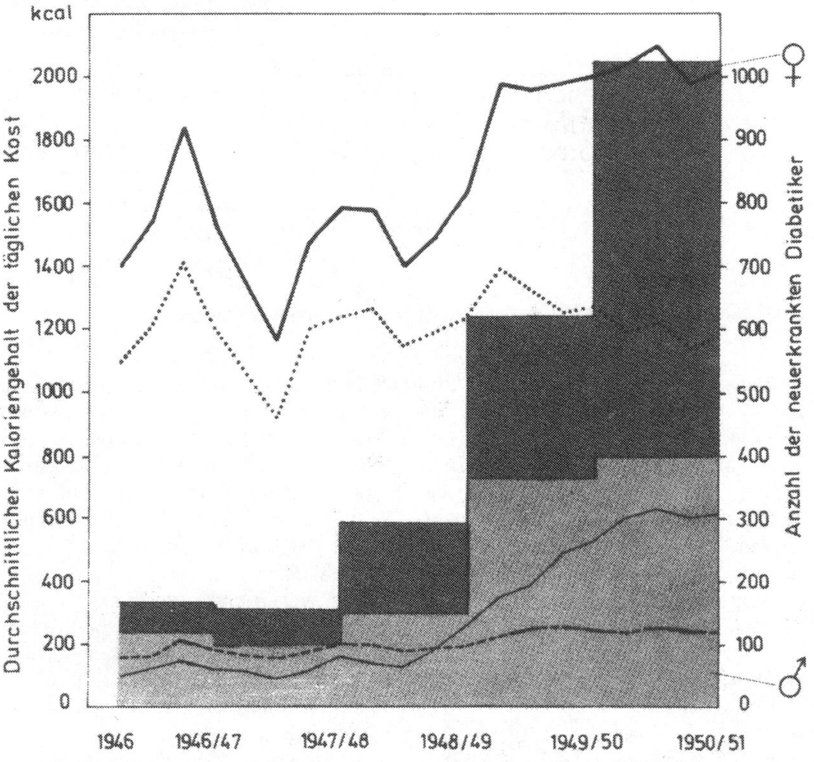

Abb. 1. Die Anzahl der Diabetes-Manifestationen in den Jahren 1946—1950 ist durch die grau unterlegte Fläche dargestellt; hellgrau mit oberer Begrenzung durch waagerechte schwarze Linie: die weiblichen Diabetiker — dunkelgrau, erstere zum Teil überdeckend, nach oben begrenzt durch die Punktierung: die männlichen Diabetiker. Der durchschnittliche Kaloriengehalt der täglichen Kost wurde aufgeschlüsselt nach Gesamtkalorien (dick ausgezogene Kurve), Kohlenhydraten in Kalorien (punktiert), Eiweiß in Kalorien (gestrichelt), Fett in Kalorien (dünn ausgezogene Kurve)

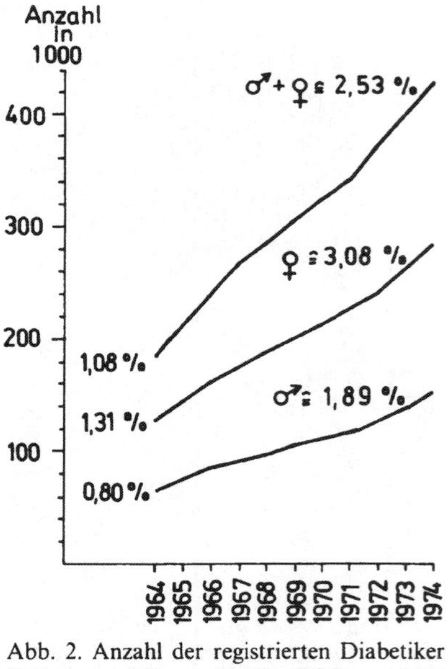

Abb. 2. Anzahl der registrierten Diabetiker (Männer und Frauen) in der DDR von 1964 bis 1974

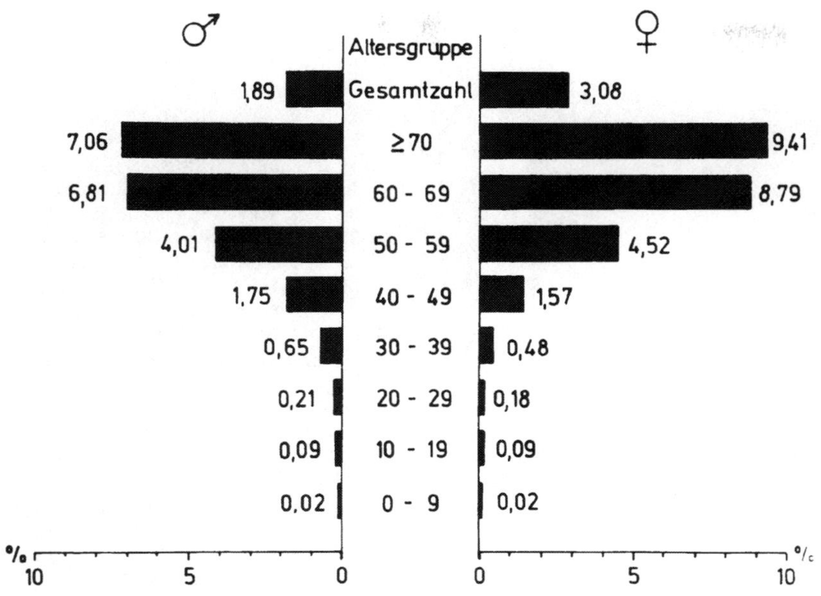

Abb. 3. Registrierte Diabetiker der DDR (1974) in % der Gesamtbevölkerung in Abhängigkeit von Alter und Geschlecht

Diabetesförderation (IDF) gelang es uns 1958, eine erste Abstimmung auf internationaler Ebene zwischen den Arbeitsgruppen zu erreichen und ein entsprechendes epidemiologisches Expertenkomitee der IDF zu bilden, in dem dankenswerterweise auch Prof. Baranow [1] mitwirkte. Auf Grund der gewonnenen Erkenntnisse und zur Durchsetzung der speziellen Behandlungsmethodik wurde der Aufbau einer zentralisierten Diabetikerbetreuung und die Einführung einer jährlichen Berichterstattung erforderlich.

Heute sind alle in der DDR bekannten Diabetiker erfaßt. Hierzu einige Angaben aus den letzten 10 Jahren:

Die Zahl der bekannten Diabetiker ist von 183000 (1964) auf 427000 (1974) angestiegen, d. h. bezogen auf die Bevölkerung von 1,08 auf 2,53%. Sie hat sich in diesem Zeitraum also etwa verdoppelt (Abbildung 2). Die Zunahme der Diabetiker resultierte aus:

- einer Verbesserung der diagnostischen Intensität
- der Einbeziehung auch leichterer Formen durch Verschärfung der diagnostischen Kriterien
- der Verlängerung der generellen Überlebensdauer der Bevölkerung
- und einer Verlängerung der Überlebensdauer der Diabetiker auf Grund der verbesserten therapeutischen Kontrolle der Krankheit einschließlich der intensiveren sozialmedizinischen Betreuung.

Hinzu kommt der Einfluß manifestationsfördernder Faktoren:

- Zunahme des Übergewichts
- kalorische Überernährung
- erhöhte Fett- und Kohlenhydratanteile.

Alle diese Faktoren sind bisher größenmäßig nicht exakt abschätzbar.

Das Geschlechtsverhältnis bei den Diabetikern belief sich relativ konstant auf 1/3 Männer zu 2/3 Frauen, wobei dies Überwiegen sich nur zum Teil aus der Bevölkerungsstruktur erklärt; es beruht vor allem auf der größeren Häufigkeit der Frauen in den höheren Altersgruppen.

Bis zum 50. Lebensjahr überwiegen die männlichen Diabetiker, danach eindeutig die weiblichen (Abbildung 3). Die Häufigkeit des kindlichen Diabetes verhält sich zum Erwachsenen-Diabetes-Typ etwa wie 1:100. Zu erwähnen ist dabei eine in den letzten Jahren registrierte Verdopplung der Häufigkeit des kindlich-jugendlichen Diabetes.

Allein aus dieser erfaßten Diabeteshäufigkeit leiten sich für die Planung des Gesundheitswesens wichtige Konsequenzen ab. So liegen in unseren Krankenhäusern bei Patienten von 60 bis über 70 Jahren etwa 10%–20% Zuckerkranke.

In Abbildung 4 wurde die diabetische Bevölkerung nach Therapiegruppen und gleichzeitig nach Geschlecht und Lebensalter aufgeschlüsselt. Aus dem Insulinbedarf, der diätetischen Behandlungsfähigkeit und der Anwendung oraler Antidiabetika kann, allerdings nur bedingt, auf den Schweregrad des Diabetes geschlossen werden. Hieraus ergeben sich Rückschlüsse auf die Typologie der Krankheit, für die Planung von Medikamenten, diätetischen Produkten usw.

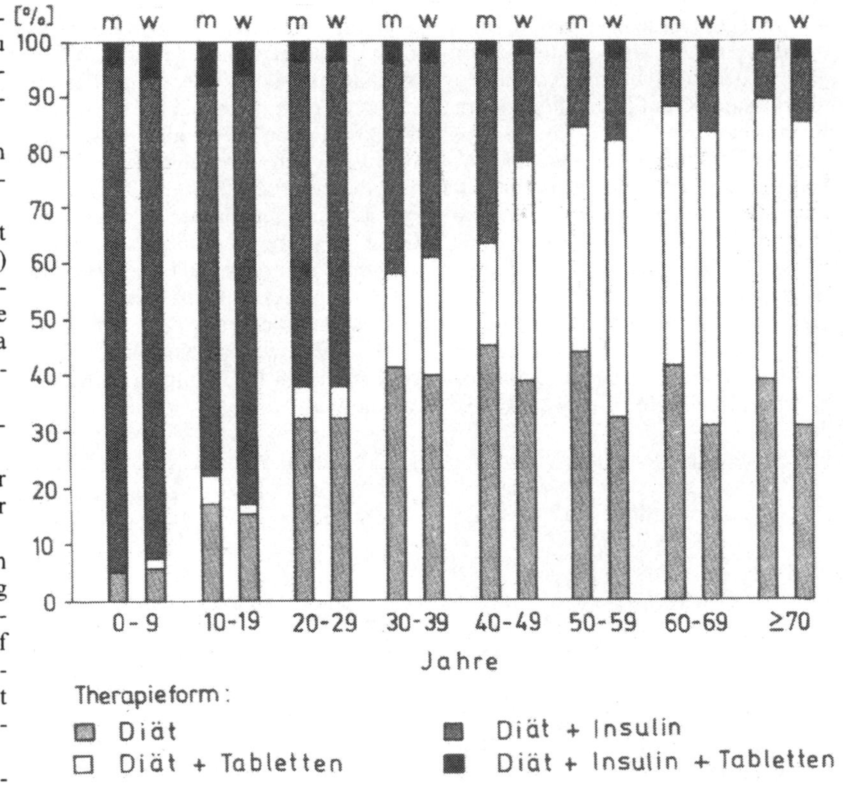

Abb. 4. Prozentuale Verteilung der Diabetiker in Abhängigkeit von Therapieform, Alter und Geschlecht (1972)

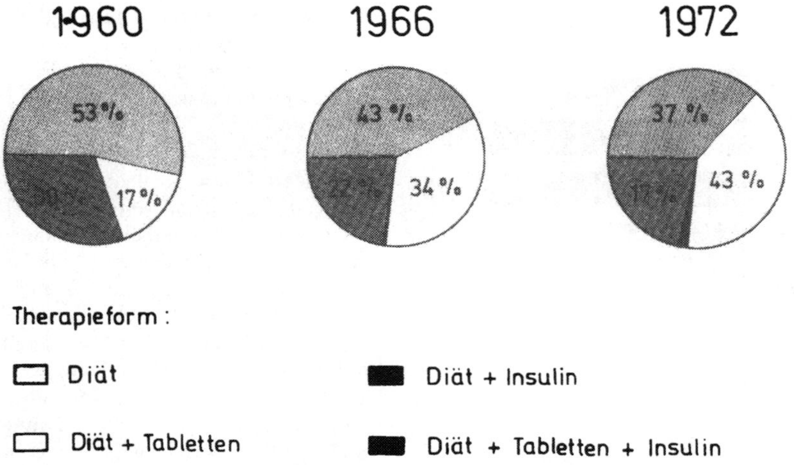

Abb. 5. Prozentuale Verteilung der registrierten Diabetiker in Abhängigkeit von der Therapieform von 1960—1972 in Berlin

Die Abbildung 5 zeigt die Entwicklung der Therapieanteile. Bereits hieraus wird deutlich, daß es uns gelungen ist, dank der systematischen Durchuntersuchung unserer Bevölkerung, in immer größerem Umfang auch schwächere Diabetesmanifestationen im Betreuungssystem zu erfassen.

Die diagnostischen Methoden und Kriterien haben wir vor allem in den letzten 10 Jahren — gestützt auf die Arbeiten der Europäischen Studiengruppe für Diabetesepidemiologie [2] weiterentwickelt: Grundsätzlich ist für wissenschaftliche Untersuchungsprogramme eine andere Methodik anzuwenden als für Massenuntersuchungen, in denen es um die Aufdeckung unerkannter Krankheitsfälle und deren Behandlung geht.

Zur Aufdeckung einer Zuckerkrankheit, die nach den bisherigen Prinzipien mit Diät, oralen Antidiabetika bzw. Insulin behandelt wird, genügt der Hyperglykämienachweis. Zur diagnostischen Einstufung hat sich bei uns das Schema der Europäischen Studiengruppe bewährt (Tabelle 1). Diese Einstufung sollte in unseren Krankenhäusern allgemein angewandt werden.

Ein weiteres epidemiologisches Kapitel, das nur kurz erwähnt werden soll, ist die Komplikationshäufigkeit. Die Obduktionsergebnisse von 3254 Berliner Diabetikern aus 15 Jahren zeigen die besondere Bedeutung der Gefäßkomplikationen [8]. Dies gilt sowohl für die männlichen als auch die weiblichen Diabetiker. Zur Dauer des Diabetes ließ sich eine Abhängigkeit nur für wenige Komplikationen feststellen. Deutlich war sie für die Gangränkrankheit und bedingt für Nierenkomplikationen.

Die Aufklärung der Beziehungen zwischen dem eigentlichen Diabetes mellitus und den annahmsweise zum Diabetes zu rechnenden Störungen bzw. Normabweichungen setzt weitere planmäßig durchzuführende epidemiologische Untersuchungen voraus. Besonderer Wert ist dabei auf die speziellen Risikogruppen: Personen mit kardiovaskulären Komplikationen, mit Fettstoffwechselstörungen, mit Übergewicht, mit genetischer Belastung, zu legen. Hierbei sollte die Untersuchungsmethodik so intensiv wie möglich gefaßt werden. Eine diagnostische Aufgliederung des vordiabetischen Stoffwechselsyndroms erfordert auch die Erfassung der Insulinsekretionsstörung.

Tabelle 1

Schema der Blutglukosewerte zur diagnostischen Einstufung eines Diabetes nach Empfehlungen der Europäischen Diabetiker-Studiengruppe; 50 g-Glukose-Toleranztest; enzymatische Glukosebestimmung mit Glukoseoxydase/Peroxydase in Kapillarblut

	Blutglukosegehalt (mg/100 ml) nüchtern	nach 60 min	nach 120 min
Normalbereich	<100	<160	<120
Grenzwerte	100—130	160—220	120—150
pathologisch	>130	>220	>150

Literaturhinweise

[1] Baranow, J.: Panel Diskussion: Reihenuntersuchungen zur Erkennung von Diabetikern; III. Kongreß der Internationalen Diabetes Föderation. In: Oberdisse und Jahnke „Diabetes mellitus", Georg Thieme Verlag, Stuttgart, 1959, S. 615

[2] Gutsche, H. u. Holler, H. D.: Diabetes Epidemiology in Europe, Georg Thieme Verlag, Stuttgart, 1975

[3] Joslin, E. P.: Treatment of diabetes mellitus; Lea & Febiger, Philadelphia, 1948

[4] Schliack, V.: Untersuchungen über die reelle Diabeteshäufigkeit; Z. ges. innere Med. **7** (1952), H. 22, S. 1049; Wiss. Z. d. Univ. Greifswald I, (1951/52)

[5] Schliack, V.: Statistisch-klinische Diabetesfragen; 1. Auflage, Geest & Portig KG, Leipzig, 1953

[6] Schliack, V.: Mangelernährung und Diabetes-Morbidität. Untersuchungen an 11294 Diabetikern. Z. klin. Med. **151** (1954), S. 382

[7] Schliack, V.: Panel Diskussion: Reihenuntersuchungen zur Erkennung von Diabetikern; III. Kongreß der Internationalen Diabetes Föderation. In: Oberdisse und Jahnke „Diabetes mellitus", Georg Thieme Verlag, Stuttgart, 1959, S. 615

[8] Schliack, V., Thoelke, H., Zegenhagen, R. u. Anders, M.: On the causes of death in 3254 diabetics in Berlin as shown by post mortem findings; Acta Diabetologia Latina **9** (1974), No. 3, S. 237

Dr. V. Schliack
Dr. H. Thoelke

Zentralstelle für Diabetes und Stoffwechselkrankheiten Berlin

---

Zinkmangel bei Frauen festgestellt

Vor kurzem wurden bei 2 jungen Frauen im Iran charakteristische Mangelerscheinungen festgestellt: Wachstumsretardation, Unterentwicklung der Geschlechtsorgane und Brust, keine Schambehaarung, hochgradige Anämie. Während letztere durch Eisengabe geheilt werden konnte, wurden die anderen Veränderungen durch tägliche Gaben von 120 mg Zinksulfat normalisiert oder deutlich verbessert.

Vordem waren ernährungsbedingter Zwergwuchs und Unterentwicklung der Genitalien, die sich durch Zinkgaben heilen oder bessern ließen, nur vereinzelt bei Männern beobachtet worden. Warum derartig unphysiologisch hohe Zinkmengen eine Heilung bringen und wo der Wirkungsort des Zinkes liegt, ist noch ungeklärt. [Amer. J. clin. Nutr. **28** (1975) S. 831].

M. Möhr

Schüler- und Kinderspeisung in der DDR — 1971 bis 1976

Mit Beginn des Jahres 1976 ist in der DDR eine neue Verordnung über die Schüler- und Kinderspeisung in Kraft getreten. Sie sichert einen bedeutenden Schritt zur weiteren Verbesserung der gesellschaftlichen Ernährungsregime in Kindergärten und Schulen. Im Sinne der sozialpolitischen Programme von Partei- und Staatsführung wurden umfangreiche Maßnahmen festgelegt, die die Qualität der Schüler- und Kinderspeisung für alle Kinder spürbar ansteigen lassen. Dazu gehören u. a.:

- Erhöhung des Naturaleinsatzes für das Mittagessen der Kinder in Kindergärten und Schüler aller Altersstufen (einschl. in kommunalen Berufsschulen) um 0,20 M pro Portion
- Schrittweise Einführung einer altersdifferenzierten Schülerspeisung für Schüler der 1.—6. Klassen und der 7.—12. Klassen, wobei der Naturaleinsatz für die älteren Schüler um weitere 0,20 M auf insgesamt 1,20 M erhöht wird (vgl. Tabelle 1)
- Erhöhung und Verbesserung der Empfehlungen für den durchschnittlichen Lebensmitteleinsatz entsprechend differenzierten ernährungsphysiologischen Richtwerten (vgl. Tabellen 2 u. 3)
- Anwendung neuer Rezepturen und Speisenplanempfehlungen mit Wareneinsatz- und Preiskalkulation sowie Zubereitungshinweisen
- Verbesserung der Trinkmilchversorgung und Sicherung eines Sortiments verschiedener Milchmischgetränke.

Dadurch erhält die Gemeinschaftsverpflegung in den Einrichtungen der Volksbildung für alle Kinder und Jugendlichen ernährungsphysiologisch eine merklich höhere Qualität. Einzelheiten über die Kostgestaltung sowie über organisatorische, technische und personelle Maßnahmen, die in ihrer Gesamtheit das Versorgungsniveau der Vorschulkinder, Schüler und Lehrlinge wesentlich verbessern, sind in der Verordnung über die Schüler- und Kinderspeisung der ersten Durchführungsbestimmung (GBl. d. DDR, Teil I, Nr. 44) sowie im GBl-Sonderdruck Nr. 818 mit Rezepturen und Speisenplanempfehlungen zu finden.

Mit der qualitativen Verbesserung der Schüler- und Kinderspeisung wurden gleichzeitig sozialpolitische Vergünstigungen für alle Eltern geschaffen, deren Kinder an der Gemeinschaftsverpflegung teilnehmen. Die finanziellen Anteile der Eltern an der Schüler- und Kinderspeisung sind nämlich nicht erhöht worden. Damit werden jetzt mehr als $^2/_3$ der Kosten für die warme Mittagsmahlzeit in Kindergärten und Schulen aus dem Staatshaushalt finanziert. Darüber hinaus bekommen Kinder, deren Familien besondere staatliche Unterstützungen erhalten, das Mittagessen kostenlos oder zu ermäßigtem Preis. Auch Trinkmilch wird an solche Kinder kostenlos abgegeben. Während der örtlichen Sommerferienspiele erhalten alle Schüler, die an den Ferienspielen teilnehmen, die Mittagsmahlzeit kostenlos. Zur finanziellen Sicherung dieser Maßnahmen werden neben den bisher aufgewandten Mitteln zusätzlich 183 Millionen Mark pro Jahr aus dem Staatshaushalt bereitgestellt. Insgesamt sind vom Staat 1976 über 850 Millionen Mark für die Schüler- und Kinderspeisung geplant.

Die neuen Maßnahmen zur Verbes-

Tabelle 1

Richtsätze für den wertmäßigen Naturaleinsatz und weitere Kostenanteile in der Schüler- und Kinderspeisung der DDR
— Angaben je Portion —

	Wertmäßiger Naturaleinsatz in Mark bis 1975	ab 1976	Gesamtrichtpreis in Mark	Kostenanteil der Eltern in Mark
Vorschulkinder	0,60	0,80	1,35	0,35
Schüler der 1.—6. Klassen	0,80	1,00	1,60	0,55
Schüler der 7.—12. Klassen u. Lehrlinge	0,80	1,20	1,90	0,55

Tabelle 2

Durchschnittliche Lebensmitteleinsatzmengen für die Schüler- und Kinderspeisung in der DDR ab 1976
— Angaben je Portion in g bzw. ml —

Lebensmittel	Vorschulkinder	Schüler der 1.—6. Klassen	Schüler der 7.—12. Klassen und Lehrlinge
Fleisch oder Fleischwaren	20	40	50
Geflügel	—	10	20
Ei	5	10	10
Fischfilet oder Rundfisch	5	10	10
Trinkvollmilch*	250	100	100
Butter	5	5	5
Speiseöl oder Margarine	2,5	5	7
Schlachtfette	2,5	3	4
Obst und Gemüse	200	250	250
Kartoffeln (roh, geschält)	150	200	250

* oder äquivalente Milchprodukte

Tabelle 3

Ernährungsphysiologische Richtwerte für die Schüler- und Kinderspeisung in der DDR ab 1976

— Durchschnitt je Portion —

Inhaltsstoffe		Vorschulkinder	Schüler der 1.—6. Klassen	Schüler der 6.—12. Klassen und Lehrlinge
Kalorien	(kcal)	480	690	840
Eiweiß	(g)	15	22	26
Fett	(g)	16	22	27
Kalzium	(mg)	200	250	250
Vitamin B_1	(mg)	0,3	0,4	0,5
Vitamin C	(mg)	25	35	35

serung der Schüler- und Kinderspeisung rechtfertigen eine rückschauende Bilanz über den Stand der Schüler- und Kinderspeisung in den vergangenen Jahren. Sie ist Ausgangspunkt zur Charakterisierung der weiteren Entwicklung auf diesem Gebiet der Gemeinschaftsverpflegung. Der Rückblick soll ferner zeigen, daß in der DDR seit Jahren große Anstrengungen unternommen wurden, um eine umfassende und sich ständig erweiternde Gemeinschaftsverpflegung der Kinder und Jugendlichen zu sichern. Durch staatliche Direktiven und Maßnahmen, gesellschaftliche Institutionen, Werktätige in Gemeinschaftsküchen aller Ebenen, Pädagogen und Erzieher sowie viele freiwillige Helfer wurde die Versorgung in den Schulen systematisch entwickelt und verbessert. Seit Jahren erhalten alle Vorschulkinder in den Kindergärten ein warmes Mittagessen; es sind z. Z. über 0,6 Millionen Essenportionen täglich. 1975 nahmen rund 67 Prozent aller Schüler die Mittagsmahlzeit in der Schule ein. Diese hohe Beteiligung wurde besonders in den letzten Jahren erreicht.

In keiner anderen Gruppe der Gemeinschaftsverpflegung können vergleichbar hohe Entwicklungsraten aufgezeigt werden. Durch die Schüler- und Kinderspeisung wurden 1975 mehr als 2,4 Millionen Essenportionen täglich ausgegeben. Dazu waren enorme Versorgungsaufgaben zu lösen und umfangreiche organisatorische Arbeiten zu leisten. Die aus dem Staatshaushalt bereitgestellten Mittel für die Schüler- und Kinderspeisung überstiegen bereits 1972 die 500-Millionen-Mark-Grenze. Territorial gab es in den Bezirken Unterschiede in der Beteiligung an der Schülerspeisung, dies besonders Anfang der 70er Jahre (vgl. Tabelle 4). Inzwischen wurden diese Unterschiede durch besondere Aktivitäten und Maßnahmen nahezu ausgeglichen, so daß in allen Bezirken der DDR ein weitgehend übereinstimmender Versorgungsgrad in der Schülerspeisung erreicht werden konnte. Bezirkliche Abweichungen vom DDR-Durchschnitt sind kleiner als 4% und Ausdruck regionaler Spezifitäten.

Die Versorgung der Vorschulkinder und Schüler mit Trinkmilch ist Bestandteil der Schüler- und Kinderspeisung und mit ihrer qualitativen Verbesserung eng verbunden. Damit wird der Bedeutung von Milch und Milcherzeugnissen für die Ernährung des kindlichen und jugendlichen Organismus Rechnung getragen. In den Kindergärten erhalten alle Kinder täglich Trinkmilch. Für Schüler ist die Teilnahme an der Trinkmilchversorgung freiwillig. Von 1971 bis 1975 konnte die Versorgung mit Trinkmilch im DDR-Durchschnitt um rund 120% gesteigert werden. Das ist ein beachtliches Ergebnis.

Tabelle 4

Beteiligung an der Schülerspeisung von 1971 bis 1975 in den Bezirken der DDR

DDR Bezirk	Teilnahme der Schüler in % (Versorgungsgrad) 1971	1972	1973	1974	1975	Anstieg 1975 in % (1971 = 100%)
Rostock	53,6	56,3	62,3	66,6	67,6	+26
Schwerin	54,3	57,9	63,7	68,4	70,4	+30
Neubrandenburg	53,6	57,8	62,9	67,7	71,0	+33
Potsdam	49,9	54,6	59,1	64,8	66,2	+33
Frankfurt/Oder	51,6	55,1	59,9	61,7	64,8	+26
Cottbus	51,0	54,9	61,2	65,5	69,2	+36
Magdeburg	48,3	53,4	58,5	63,2	66,0	+37
Halle	41,3	43,4	54,6	60,2	67,1	+63
Erfurt	40,9	49,8	56,2	60,9	65,1	+59
Gera	52,8	55,3	60,1	64,0	68,9	+31
Suhl	45,1	49,9	59,7	63,6	66,5	+48
Dresden	58,4	63,4	66,5	69,6	71,7	+23
Leipzig	47,5	52,0	57,9	61,1	63,4	+34
Karl-Marx-Stadt	55,2	52,0	64,5	67,2	69,7	+26
Berlin	55,0	61,8	63,9	67,3	(69,9)	+27
DDR-Durchschnitt	50,4	54,9	60,6	64,7	67,6	+34

In einzelnen Bezirken liegen die Steigerungsraten noch höher (vgl. Tabelle 5). Besonders in den letzten Jahren konnten mit der schrittweisen Einführung von Milchmischgetränken wesentliche Verbesserungen im Trinkmilchangebot an den Schulen erreicht werden.

An vielen Schulen ist die Zahl der Schüler, die regelmäßig Milch trinken, auf 80% und darüber angestiegen. Die Trinkmilchversorgung wurde überall dort merklich verbessert, wo sich Lehrerkollektive, Vertreter des Handels und der Milchhöfe verantwortungsbewußt um diese Aufgabe bemühen, wo Schüler und Eltern über den Wert der Schulmilch unterrichtet sind, wo gute organisatorische Lösungen gefunden wurden, wo vertragliche Bindungen zu den Lieferanten bestehen und wo eine qualitäts- und sortimentsgerechte Versorgung erfolgt. Daß es gewisse altersmäßige Unterschiede in der Beteiligung am Milchtrinken gibt, versteht sich von selbst. So wird in der Unterstufe (Klasse 1—4) häufiger Milch getrunken als in der Oberstufe (Klassen 9—12), während die Beteiligung in der Mittelstufe (Klassen 5—8) in etwa dem jeweiligen territorialen Durchschnitt entspricht. Der 1975 erreichte Stand der Trinkmilchversorgung soll weiter gesteigert werden. In der neuen Verordnung über die Schüler- und Kinderspeisung werden dazu Voraussetzungen und konkrete Maßnahmen festgelegt. Durch Abschluß von Wirtschaftsverträgen, Erhöhung der Provision für den Trinkmilchverkauf und Sicherung eines stabilen Trinkmilchangebotes mit mindestens 2 Milchmischgetränken sowie andere organisatorische Festlegungen wird die Gewähr für eine weitere Stei-

Tabelle 5

Beteiligung der Schüler an der Trinkmilchversorgung von 1971 bis 1975 in den Bezirken der DDR

DDR Bezirk	Teilnahme der Schüler in % (Versorgungsgrad) 1971	1972	1973	1974	1975	Anstieg 1975 in % (1971 = 100%)
Rostock	27,6	28,2	30,8	48,6	55,7	+102
Schwerin	27,1	28,9	37,9	52,7	56,6	+109
Neubrandenburg	16,5	19,8	29,1	40,9	52,2	+216
Potsdam	18,4	23,5	37,2	49,0	51,4	+179
Frankfurt/Oder	16,6	21,8	33,4	40,4	50,1	+202
Cottbus	22,2	26,4	30,7	54,1	63,9	+188
Magdeburg	36,8	44,5	52,0	63,6	66,6	+ 81
Halle	22,9	23,2	36,5	47,0	57,8	+152
Erfurt	31,6	34,6	52,1	59,2	64,2	+103
Gera	21,5	23,8	33,8	42,7	56,5	+161
Suhl	24,5	30,6	37,7	50,9	56,3	+120
Dresden	24,7	29,9	34,0	45,5	54,8	+122
Leipzig	21,8	27,5	43,8	54,7	56,7	+160
Karl-Marx-Stadt	26,8	32,4	40,2	50,6	53,0	+ 98
Berlin	41,1	44,4	47,8	60,1	(63,8)	+ 55
DDR-Durchschnitt	25,7	29,7	39,1	51,1	57,2	+122

gerung des Trinkmilchverbrauchs an den Schulen gegeben.
Schüler- und Kinderspeisung einschließlich Trinkmilchversorgung halten mit dem bisher Erreichten und mit den neuen Maßnahmen zur weiteren qualitativen Verbesserung und Steigerung der Gemeinschaftsverpflegung für alle Kinder und Jugendlichen eine internationale Spitzenposition. Gleichzeitig wird die große Bedeutung einer hochwertigen Ernährung der Kinder und Jugendlichen durch die Gemeinschaftsverpflegung in einem sozialistischen Land deutlich, die durch Staat und Gesellschaft getragen und gefördert wird.

Dr. sc. M. Möhr
Zentralinstitut für Ernährung
der AdW der DDR
Potsdam-Rehbrücke

E. Brose, K. Arndt und K. Kuphal

Vergleichende Betrachtung der hygienischen und ernährungshygienischen Situation der Schülerspeisung eines Stadt- und Landkreises

Die Durchsetzung moderner ernährungs- und kochwissenschaftlicher Erkenntnisse bei der Schüler- und Kinderspeisung [1—32] wird u. a. von den Abteilungen Lebensmittel- und Ernährungshygiene der Hygiene-Institute der Bezirke in vielfältiger Weise gefördert. Es kommt darauf an, eine den Bedürfnissen der heranwachsenden Jugend angepaßte Speisung unter Berücksichtigung neuester ernährungs- und kochwissenschaftlicher Erkenntnisse durchzusetzen, wie es die gesetzlichen Bestimmungen [1, 2] vorgeben.
Dies geschieht durch
- individuelle Belehrung
- Anleitung der Küchenkräfte bei Kontrollen
- Auswertungen der Speisenpläne
- Analysen der Essenkomponenten sowie
- Weiterbildungsveranstaltungen und Qualifizierungslehrgänge.

Dabei muß eine enge Zusammenarbeit mit allen an der weiteren Förderung der Schüler- und Kinderspeisung Beschäftigten gewährleistet sein.
Die Teilnehmerzahl der Schüler an der Schülerspeisung als einer Form der Gemeinschaftsverpflegung erhöhte sich 1973 in der DDR auf 1650000 Essenteilnehmer [31]. Die Zuwendungen aus dem Staatshaushalt beliefen sich 1973 bereits auf über 500 Mill. Mark. Im Bezirk Rostock betrug 1973 der Versorgungsgrad der Schüler 62,3%. Er wies von 1970 bis 1973 eine Steigerungsrate von 58% auf. Unter den 14 Bezirken der DDR nahm er damit die 6. Position ein. Für das dieser Vergleichsuntersuchung zugrunde gelegte Territorium des Land- und Stadtkreises Greifswald war der

Tabelle 1

Schema zur Überprüfung der Kalkulationen in der Schulspeisung

Art des Lebensmittels	Sollwert (g) lt. 1. Durchf.-Best. pro Essenteilnehmer	Istwert (g) lt. Kalkulation pro Essenteilnehmer	Differenz (g) pro Essenteilnehmer
Fleisch Fleischwaren	40	z. B. 30	—10
Weitere Positionen s. 1. Durchf.-Best. v. 20. 10. 1966, § 9			

Tabelle 2

Übersicht über Hygiene-Einstufung der Küchen, Produktionsökonomie, Durchschnittsalter und Bildungsstand der Beschäftigten

Territorium	Kategorisierung % I	II	III	Produktions-ökonomie (Portionen pro VbE)	Durchschnitts-alter der Küchenkräfte	Fach-arbeiter-abschluß %	Lehrgangs-teilnahme %	Schulbildung 10 Klassen %	8 Klassen %	<8 Klassen %
1970										
Stadt	0	20	80	112	43 Jahre	3	6	0	94	6
Land	0	0	100	71	47 Jahre	6	2	0	97	3
1975										
Stadt	0	10	90	124	45 Jahre	3	10	0	76	14
Land	0	0	100	70	44 Jahre	9	0	3	88	9

Versorgungsgrad 1973 64,7%. Die Steigerungsrate betrug 29,1%.
Nach Inkrafttreten der Verordnung über die Schüler- und Kinderspeisung vom 16. 10. 1975 [1, 2] gewinnt eine analytische Betrachtung über die Entwicklung der Schülerspeisung in diesem Vergleichsterritorium auch deshalb besondere Bedeutung, weil über den Stand im ländlichen Gebiet dieses Kreises nach einer EDV-ausgewerteten Studie berichtet wurde [11] und nunmehr die Angleichung Land/Stadt untersucht worden ist.

Methoden

Die Anwendung der Musterrezepturen [4] war durchaus keine Selbstverständlichkeit [11]. Wir haben daher die Kalkulationen in allen Schulküchen des ländlichen und städtischen Territoriums des Kreises Greifswald nach einem einfachen Schema überprüft (Tabelle 1), in dem die geforderten Mindestwerte wichtiger Lebensmittel [3] aufgeführt sind. Zur umfassenden hygienischen Einschätzung der überprüften Einrichtungen wurde ein bereits früher verwandter Kontrollauftrag herangezogen [11].

Ergebnisse

Hygienische Einschätzung der Einrichtungen: Der überwiegende Teil der Küchen ist in die Hygiene-Kategorie III eingestuft (Tabelle 2). Es fehlen Vorbereitungsräume für Fleisch und erdhaltige Produkte sowie insbesondere auf dem Lande moderne technische Ausstattungen. Außerdem besteht immer noch ein Mangel an Lagerraum, Kühlkapazität, Geschirr, Besteck und Thermophoren. Die Einrichtungen sind gezwungen, immer wieder alte, angeschlagene und ungenügend zu verschließende Thermophore einzusetzen. Sanitäre und soziale Einrichtungen entsprechen oft nicht den hygienischen Mindestforderungen.

Ergebnisse der Ernährungserhebungen: Die Untersuchungen ergaben (Abbildung 1), daß die wichtigen Eiweißträger Fleisch, Ei und Fisch in ausreichender Menge kalkuliert wurden. Bei den überwiegend fetthaltigen Lebensmitteln bot sich ein unterschiedliches Bild. Der Schlachtfett-, insbesondere aber der Buttereinsatz waren sowohl 1970 als auch 1975 zu gering. Der Öl- und Margarineeinsatz waren ausreichend.
Trotz dieser offenbar nicht ausreichend geplanten Fettmenge wiesen aber chemische Analysen der Speisen oft höhere Fettwerte auf, die hauptsächlich auf das in Fleisch- und Wurstwaren enthaltene Fett zurückzuführen waren. Im Stadtgebiet wurde im Gegensatz zum Landkreis die vorgeschriebene Menge Milch ausgegeben. Der Einsatz von Vollsojamehl war unbefriedigend. Die Ursache führen wir auf ungenügende Bereitstellung und auf eine weitverbreitete Ablehnung seitens der Küchenkräfte zurück. Der allgemein zu verzeichnende Rückgang des Kartoffelverzehrs war auch hier zu beobachten. Der zu niedrige Obst- und Gemüseeinsatz war auf ein zu geringes Angebot an Halbfertigprodukten, wie vorgeputztem Gemüse sowie Gefrierkonserven zurückzuführen. Die Versorgung mit diesen Produkten war nicht kontinuierlich. Außerdem erschwerten die

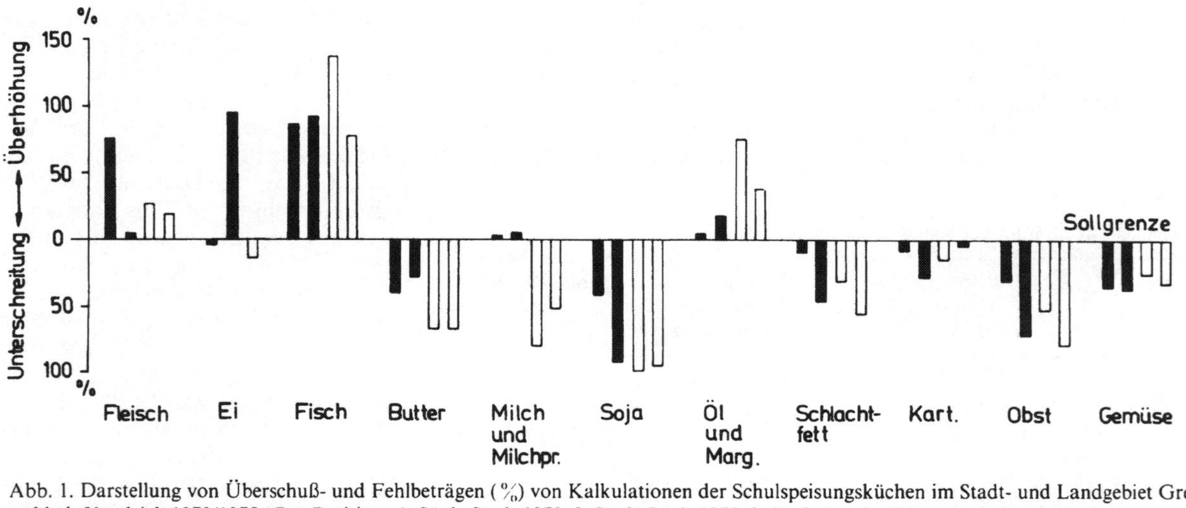

Abb. 1. Darstellung von Überschuß- und Fehlbeträgen (%) von Kalkulationen der Schulspeisungsküchen im Stadt- und Landgebiet Greifswald als Vergleich 1970/1975. (Pro Position: 1. Säule Stadt 1970, 2. Säule Stadt 1975, 3. Säule Land 1970, 4. Säule Land 1975)

mangelhaften technischen Voraussetzungen in den meisten Küchen die Verarbeitung von frischem Obst und Gemüse. Die Ermittlungen ergaben sogar eine rückläufige Tendenz beim Verbrauch von Obst und Gemüse.

Arbeitskräfte: In den Schulküchen sind ausschließlich Frauen tätig. Obwohl die Planstellen besetzt sind, fehlen ständig Arbeitskräfte.
Die häufigste Ursache für diese Unterbesetzung ist Krankheit. Die oftmals noch schlechten arbeitshygienischen Verhältnisse in den Küchen tragen dazu bei. Außerdem ist das Durchschnittsalter des Personals in Stadt- und Landküchen zu hoch (Tabelle 2).
Der ständig ansteigende Versorgungsgrad und die damit nicht Schritt haltenden räumlichen, technischen und personellen Voraussetzungen erfordern einen hohen Arbeitseinsatz von jedem Mitarbeiter.

Bildungsstand. In allen Einrichtungen sind überwiegend Kräfte tätig, die einen Achtklassenabschluß haben (Tabelle 2). Nur ein geringer Anteil der Küchenkräfte ist im Besitz eines Facharbeiterbriefes oder hat an Lehrgängen des Hygiene-Institutes teilgenommen. Hervorzuhebende Unterschiede im Bildungsstand der Küchenkräfte im betreffenden Territorium des Stadt- und Landkreises ergaben sich nicht. Die Situation hat sich auch von 1970 bis 1975 nicht entscheidend verändert.

Produktionsökonomie: In der Verordnung über die Schüler- und Kinderspeisung [1, 2] sind in der Anlage 5 Produktivitätsrichtwerte für Küchenkräfte aufgeführt, die warme Hauptmahlzeiten herstellen. Die von uns ermittelten Werte von 70 Mahlzeiten pro VbE in Schulküchen auf dem Lande mit durchschnittlich 100 Mahlzeiten Tageskapazität und 124 Mahlzeiten pro VbE in Stadtschulküchen mit durchschnittlich 700 Mahlzeiten Tageskapazität entsprechen den vorgegebenen Richtwerten.

Diskussion

Eine Koordinierung und Konzentration in der Schülerspeisung stehen sowohl im Landkreis als auch in der Stadt Greifswald noch aus. In einzelnen Einrichtungen des Landkreises wird noch heute ein und dasselbe Mittagessen aus Kapazitätsgründen für Kinder des Kindergartens und aller Altersklassen der Schule ausgegeben. Die meisten Einrichtungen sind z. Z. nicht in der Lage, altersdifferenzierte Kost für Schüler herzustellen. Die Schulküchen in der Stadt sind stark überlastet und gezwungen, die Thermophore mit einzelnen Essenkomponenten, insbesondere Kartoffeln, 3—4 Stunden vor der Essenausgabe zu füllen. Um die in der 1. Durchführungsbestimmung zur Verordnung über die Schüler- und Kinderspeisung [2] geforderte Zeit von 2 Stunden zwischen Fertigstellung und Ausgabe der Mahlzeiten nicht zu überschreiten, sind noch große Anstrengungen hinsichtlich der Erweiterung der Kapazität in der Schülerspeisung notwendig. Allgemein ist die technische Ausstattung der Schulküchen in der Stadt weiter fortgeschritten als auf dem Lande. Hier wirkt sich auch die Mentalität der Menschen auf dem Lande aus, die betont sparsam sind und mit den zur Verfügung gestellten Bedarfsgegenständen auszukommen versuchen. Insgesamt hemmt die mangelhafte Bereitstellung von Ausstattungsgegenständen, Gebrauchsmaterialien und Räumen für Küchen eine wünschenswerte rasche Entwicklung. Diese Faktoren zusammengenommen vergrößern das hygienische Risiko, wirken sich qualitätsmindernd auf die Speisen aus und erschweren außerdem die Arbeit des Küchenpersonals.
Die Kontrolle der Kalkulationen anhand eines einfachen, aber alle wichtigen Lebensmittel umfassenden Schemas ist zeitsparend. Sie weist die leitende Köchin auf die ernährungsphysiologisch wichtigen Lebensmittel hin und gibt dem Kontrollierenden einen ausreichenden Überblick über den Stand der Anwendung der Musterrezepturen.
Unter den Eiweißträgern ist in den Stadtschulen der Anteil von Milch und Milchprodukten im untersuchten Zeitraum konstant an der Sollgrenze geblieben, während in Landschulen ein ständiges Defizit auftrat, daß dank unserer Aufklärungsarbeit 1975 bereits etwas abgebaut werden konnte. Der Versorgungsgrad mit Trinkmilch stieg von 1970 bis 1975 von 21,1 % auf 60,9 %. Auch bei Fleisch haben die Stadtküchen 1975 die Sollgrenze erreicht, also eine starke Überhöhung abgebaut, während die Landschulen einen gering überhöhten, etwa gleichbleibenden Fleischeinsatz verzeichnen. Beim Eierkonsum ist der Widerspruch zwischen Angebot und Verwendung sehr deutlich. Das Eierangebot ist in den letzten 5 Jahren in den Städten günstig gestaltet worden. Die fast 100 %ige Überhöhung des Einsatzes ist ernährungsphysiologisch durchaus noch vertretbar und stellt küchentechnisch für das Personal eine einfache Lösung dar! Auf dem Lande dagegen bei weitgehender „Eierselbstversorgung" war 1970 ein geringes Defizit und 1975 die Einhaltung des Sollwertes festzustellen.
Überraschend hoch war und ist der Fischverzehr sowohl auf dem Lande als auch in der Stadt. Die regelmäßige mobile Fischanlieferung auf dem Lande ist eine entscheidende Ursache für diese relativ stabile Situation. Der in den letzten 5 Jahren feststellbare rückläufige Fischeinsatz auf dem Lande ist als unbedeutend einzuschätzen. Die von uns betriebene Aufklärung, Fischfleisch als ernährungsphysiologisch hochwertig und leicht bekömmlich zu kennzeichnen, hat ihre Früchte sowohl in der Schülerspeisung als auch im Handel getragen.
Ein typisches Beispiel für unsere uniforme Ernährungspropaganda im Zusammenhang mit der überfetteten Ernährung der Gesamtbevölkerung ist das im betrachteten Zeitraum nicht behobene Defizit an tierischen Fetten. Das Schlachtfett-Defizit ist sogar bei Stadt- und Landküchen 1975 größer geworden. Es ist auch nicht ausgleichbar durch die variiert überhöhten Mengen pflanzlicher Fette. Da aber chemische Analysen der Schülerspeisen in den meisten Fällen ausreichende oder überhöhte Mengen Fett ergeben, braucht dem zu gering geplanten Schlachtfett keine große Bedeutung beigemessen zu werden.
Sojamehl in Nahrungszubereitungen entspricht tatsächlich nicht unserer Geschmacksrichtung. Die Forderung nach unbedingter Verwendung auf Grund der ernährungsphysiologischen Bedeutung sollte zugunsten schmackhafterer Speisen, die die Schüler gern essen, zurückgestellt werden. Dem hat die neue Verordnung bereits Rechnung getragen.
Durch den Rückgang des Kartoffeleinsatzes fehlen den Speisen nicht nur Kohlenhydrate, sondern auch essentielle Nahrungsfaktoren. Der Ausgleich der Kohlenhydratmenge geschieht nicht durch Teigwaren, sondern bekanntermaßen leider durch in Zwischenmahlzeiten aufgenommene Süßigkeiten, insbesondere Feinbackwaren. Der geringere Einsatz von Obst und Gemüse 1975 gegenüber 1970 wirkt sich ebenfalls verringernd auf das Angebot wichtiger Bestandteile in den Speisen aus, wie z. B. Vitamine und Mineralstoffe, Ballaststoffe und Spurenelemente.

Tabelle 3

Allgemeines Lehrprogramm des Qualifizierungslehrgangs für Küchenkräfte der Gemeinschaftsverpflegung

Themen	Stunden
Gegenwärtige Ernährungssituation	1
Bedeutung und Aufgaben der Gemeinschaftsverpflegung	2
Grundsätze gesunder Lebensweise, insbesondere der zweckmäßigen Ernährung	3
Ernährungshygienischer Überblick der Inhaltsstoffe der Nahrung und ausgewählter Lebensmittel	4
Ernährungsphysiologische Grundfragen und Nährstoffbedarf einzelner Kollektive	3
Grundregeln und Hinweise für die Gestaltung und Aufstellung ernährungsphysiologisch ausgewogener Speisenpläne	3
Lebensmittelverbrauchsaufstellungen einzelner Kollektive	2
Kontrollmöglichkeiten des ernährungsphysiologischen Wertes und der Lebensmitteleinsätze von Speisenfolgen	6
Warenkundliche Betrachtung besonders geeigneter Lebensmittel und Vollwertnahrungsmittel für die Ernährung ausgewählter Kollektive	4
Physiologische Grundlagen der Ernährung ausgewählter Kollektive	2
Schonende Vor- und Zubereitungsmethoden in der Gemeinschaftsverpflegung	2
Rationeller Einsatz der Küchentechnik, Gerätebedienung und -pflege	1
Anwendung von Musterrezepturen und programmierten Speisenplänen	3
Ausgewählte Gerichte für bestimmte Kollektive	10
Dia-Vortrag „Gut gespeist — gesund ernährt"	2
Lebensmittelrechtliche Bestimmungen und lebensmittelhygienische Probleme im Territorium	2
Erkrankungen nach Genuß von Gemeinschaftsverpflegung	2
Berufspraktische Unterweisungen einschließlich Übernahme aller Verpflegungsleistungen in der Einrichtung und Sonderzubereitungen im Rahmen des Lehrgangszieles	36
Ernährungshygienischer Gesamtüberblick und Schlußfolgerungen für die Küchenpraxis	2

Zusammenfassend ist also generell ein Butter-, Kartoffel-, Obst- und Gemüsedefizit feststellbar, wobei wir aus den o. a. Gründen den Mindereinsatz an Sojamehl nicht in den Vordergrund rücken möchten. Bei Landküchen muß außerdem der Einsatz von Milch und Milchprodukten erhöht werden.

Aus der Erhebung geht weiterhin die große Bedeutung der Qualifizierung der Küchenkräfte hervor. Wir führen gemeinsam mit dem Hygiene-Institut Rostock für Küchenkräfte aller Formen der Gemeinschaftsverpflegung jährlich 8 Qualifizierungslehrgänge durch. In Tabelle 3 ist das allgemeine Lehrprogramm der 14tägigen Veranstaltung für Beschäftigte der Gemeinschaftsverpflegung aufgeführt.

Aus Kapazitätsgründen können jährlich insgesamt etwa nur 160 Beschäftigte teilnehmen, so daß nur eine geringe Zahl von Mitarbeitern der Schülerspeisung diese Lehrgänge besuchen kann. Wir führen daher für die Beschäftigten der Schüler- und Kinderspeisung jährlich die Schulungen gemäß 1. Durchführungsbestimmung zum Lebensmittelgesetz [12] in Absprache mit den Betriebsakademien und örtlichen Räten als 2tägige Weiterbildungsveranstaltung durch. Am 1. Tag werden vorwiegend hygienische und am 2. Tag ernährungshygienische Themen behandelt. In dieser Form findet die gesetzlich geregelte Schulung Anklang und Interesse. Leider ist auch hier auf Grund der Planstellensituation in den Abteilungen Lebensmittel- und Ernährungshygiene der Qualifizierungseffekt quantitativ und qualitativ unzureichend, wie die vorstehende Analyse ergibt.

Schlußfolgerungen

In Form von Thesen können aus den Untersuchungen einige Schlußfolgerungen gezogen werden:

1. Die Analysen in Schulküchen mit Hilfe von einheitlichen Kontrollaufträgen liefern aussagekräftige und vergleichende Daten, die die Grundlage von Leistungsvergleichen und Planvorlagen für staatliche Organe ergeben.
2. In den Einrichtungen mit schlechtem hygienischem Allgemeinzustand und bei mangelhafter Ausstattung der Einrichtungen mit modernen Geräten sind z. Z. keine weiteren Kapazitätssteigerungen vertretbar. Die materiell-technische Basis fast aller Küchen ist dringend den wachsenden Anforderungen anzupassen. Des weiteren müssen die Esseneinnahmebedingungen für die Schüler sichtbar verbessert werden.
3. Zu den Schwerpunktaufgaben gehört die weitere Qualifizierung der Küchenkräfte. Außer den 14tägigen Lehrgängen der Hygiene-Institute sind mehr Kurzlehrgänge für Beschäftigte in der Schüler- und Kinderspeisung durchzuführen. Durch die Organe der Hygiene-Inspektion ist eine verstärkte Überwachung der Einrichtung vorzunehmen. Um die in der Schüler- und Kinderspeisung Tätigen beim optimalen Einsatz der finanziellen Mehraufwendungen zu unterstützen, sind verstärkt Beratungen durch Kochinstrukteure einzuleiten. Ein Weg zur Intensivierung der Weiterbildungsarbeit wäre die Schaffung neuer Planstellen für Kochinstrukteure an den Hygiene-Instituten der Bezirke sowie die Schaffung einer Lehr- und Konsultationsküche.
4. Zur Erhöhung des Bildungsniveaus sind in landzugänglichen Publikationsmitteln, insbesondere Fernsehen und in der Zeitschrift für die Frau „Für Dich" mehr weiterbildende Themen über Gesellschaftliche Speisenwirtschaft, u.a. der Schüler- und Kinderspeisung, abzuhandeln. Sehr gute Beispiele wirken besser als Gebotsbelehrungen. Die Öffentlichkeitsinformation fördert die kritische Mitwirkung von Schülern und Eltern im Sinne der Durchsetzung des Beschlusses über sozialistische Kommunalpolitik [10].
5. Zwischen den Einrichtungen ist ein reger Erfahrungsaustausch einzuleiten. Es sind mehr Leistungsvergleiche in der Schüler- und Kinderspeisung zu organisieren, um auch mit deren Hilfe Einfluß auf die Qualität der Speisen zu gewinnen.

Zusammenfassung

Die Überprüfung des allgemeinhygienischen Zustandes der Küchen für Schüler- und Kinderspeisung wurde nach einem einheitlichen Kontrollprogramm im Land- und Stadtkreis Greifswald durchgeführt, einschließlich einer vergleichenden Überprüfung der Kalkulationen der Schülerspeisung von 1970 und 1975. Es bestehen kaum Unterschiede zwischen den Küchen in Stadt und Land. Mängel in der küchentechnischen Ausstattung und in der Aus- und Weiterbildung des Küchenpersonals sind die Hauptursache für eine Vergrößerung des hygienischen Risikos, für eventuelle Qualitätsmängel der Speisen und für erschwerte Lebens- und Arbeitsbedingungen des Küchenpersonals. Es ist ein Defizit an Butter sowie an Kartoffeln, Obst und Gemüse feststellbar. Bei Landküchen muß außerdem ein Milch- und Milchproduktedefizit überwunden werden. Bei der Weiterbildung der Küchenkräfte führen wir neben 14tägigen Lehrgängen auch 2tägige Weiterbildungsveranstaltungen durch. Die Ausbildungskapazität reicht jedoch nicht aus.

Literaturhinweise

[1] Verordnung über die Schüler- u. Kinderspeisung v. 16. 10. 75, GBl. I, Nr. 44, S. 413
[2] Erste Durchführungsbestimmung zur Verordnung über die Schüler- u. Kinderspeisung v. 16. 10. 75, GBl. I, Nr. 44, S. 717
[3] Erste Durchführungsbestimmung zur Verordnung über die Schüler- u. Kinderspeisung v. 20. 10. 66, GBl. II, Nr. 117, S. 761
[4] Zweite Durchführungsbestimmung zur Verordnung über die Schüler- u. Kinderspeisung vom 14. 3. 67, Sonderdruck Nr. 547
[5] Großmann, H., H. Hölzer, H. Klingler u. H. Tiedtke: Schul- und Kinderspeisung, Broschüre des Ministeriums für Volksbildung der DDR, 1. Auflage, Berlin 1967
[6] Mauersberger, H. sowie F. Schäfer u. H. Crusius: In Ausstellungsdokumentation „Gaststättenwesen" Ratio 72, Ges. Betriebsber. d. Handels der DDR, Dresden 1972, Graf. Großbetr. „Völkerfreundschaft" S. 32—42 u. 43—57
[7] Drux, A.: Nahrung 12 (1968), 103—108
[8] Möhr, M. u. F. Pankraths: Ernährungsforschung 14 (1969), 1—10
[9] Michael, B.: Heilberufe 21 (1969), 120 bis 121
[10] Beschluß des Staatsrates der DDR zur Entwicklung sozialistischer Kommunalpolitik, GBl. I, Nr. 10, S. 39, 1970
[11] Arndt, K. u. E. Brose: Z. ges. Hyg. 20 (1974), 614—619
[12] Erste Durchführungsbestimmung zum Lebensmittelgesetz v. 30. 4. 63, GBl. II, Nr. 42, S. 278, 1963 und gemeinsame Anweisung über die Qualifizierung der Beschäftigten im Lebensmittelverkehr v. 1. 8. 66, Verf. u. Mitt. MfGe, Nr. 7, S. 85
[13] Gehlert, G.: Dt. Gesundheitswes. 36 (1969), 1709
[14] Hoffmann, H.: Gastronomie 1 (1970), H. 1, 12
[15] Egen, G.: Gastronomie 1 (1970), H. 3, 8—9
[16] Benkner, W.: Gastronomie 2 (1971), H. 2, 21
[17] Jantz, A., A. Kohlstrunk u. S. Schwinn: Nahrung 14 (1970), 559—568
[18] Droese, W. u. H. Stolley: Ernährungsumschau 17 (1970), 516—519
[19] Ritzfeld, W.: Alimenta 10 (1971), 103 bis 105
[20] Möhr, M.: Nahrung 15 (1971), 771—779
[21] Grossmann, H., H. Hölzer u. M. Möhr: Nahrung 15 (1971), 133—140
[22] Rosche, R. u. B. Charlie: Gastronomie 3 (1972), H. 3, 22
[23] Gotthardt, H. u. E. Keil: Gastronomie 3 (1972), H. 5, 25
[24] Eckner, M.-R.: Gastronomie 3 (1972), H. 1, 26
[25] Keyser, L.: Gastronomie 3 (1972), H. 4, 27
[26] Eckelt, R.: Gastronomie 6 (1975), H. 1, 10
[27] Paulenz, H.: Wiss. Z. Humb.-Univers. Berlin, Math.-Nat. Rh. 22 (1973), 250 bis 254
[28] Sülcová, E.: Výziva Lidu 28 (1973), 81—82
[29] Gehlert, G. u. H.-P. Pietsch: Dt. Gesundheitswes. 28 (1973), 2369—2374
[30] Möhr, M.: Z. ges. Hyg. 20 (1974), 222—227
[31] Möhr, M.: Ernährungsforschung 19 (1974), 141—143
[32] Gehlert, G., W. Muschter u. H.-P. Pietsch: Z. ges. Hyg. 21 (1975) 766—771

DLC E. Brose
K. Kuphal
Hygiene-Institut
Dr. K. Arndt
Lehrstuhl für Allg. und Kommunale Hygiene
Ernst-Moritz-Arndt-Universität Greifswald

Fisch in Pulverform

Fisch in Pulverform will ein norwegisches Unternehmen auf den Markt bringen. Das Produkt wird aus Fischfleisch gewonnen, das beim Herstellen von Fischfilets übrigbleibt. Das Fischpulver soll angeblich ohne Kühlung jahrelang gelagert werden können. Es ist vor Gebrauch mit Wasser zu mischen und kann dann zum Beispiel zu Fischklopsen verarbeitet werden. [Naturwissenschaftliche Rundschau, 29 (1976) 4, S. 134].

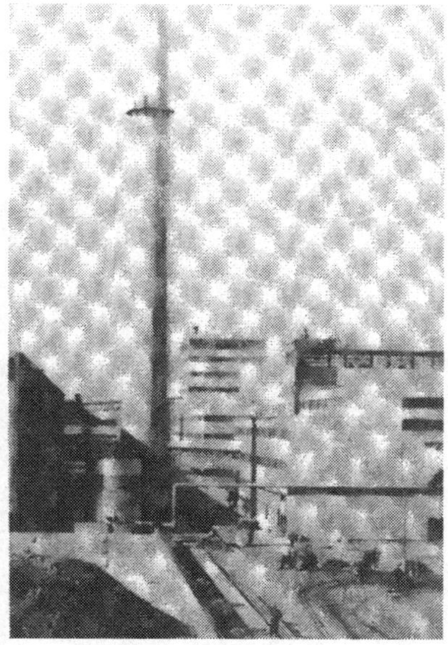

Die neueste und zugleich größte Zuckerfabrik der ČSSR, in Hrochuv Tynec in Zusammenarbeit mit der VR Polen aufgebaut, verarbeitet täglich 4000 Tonnen Zuckerrüben

Na, dann — Prost!

Die Erzeugung von nichtalkoholischem Bier wird im Nationalbetrieb „Středočeskě pivovary" in Rakovnik vorbereitet. Noch in diesem Jahr gelangt dieses Getränk in die Verkaufsstellen des Handelsnetzes in Prag, Mittel- und Nordböhmen sowie zu weiteren Abnehmern, die für dieses Getränk Interesse zeigen.
Das nichtalkoholische Bier können auch Kraftfahrer trinken und es findet sicherlich auch in den sogenannten „heißen Betrieben" — wie in Eisenhüttenwerken, Zementfabriken und anderen ähnlichen Arbeitsstätten — Absatz.

(Aus „Prager Volkszeitung")
(Anmerkung der Redaktion: Wie wäre es mit einem Erfahrungsaustausch zwischen den „AUBI"-Herstellern in unserer Republik und dem Produktionsbetrieb in der ČSSR?!)

M. Anders

Postgraduales Studium „Lebensmittelhandel" an der Handelshochschule Leipzig

An der Handelshochschule Leipzig wird seit zwei Jahren jährlich ein postgradualer Weiterbildungslehrgang für Mitarbeiter des Lebensmittelhandels durchgeführt.

Für den Handel als Hauptträger der Warenzirkulation ergibt sich die Notwendigkeit, seinen Beitrag zur Intensivierung der gesamten Volkswirtschaft in folgenden Richtungen zu leisten:

- gegenüber der Produktion zur Herbeiführung einer bedarfsgerechten Produktion an Konsumgütern, damit alle produzierten Lebensmittel zur Befriedigung der Ernährungsbedürfnisse wirksam werden
- gegenüber der Konsumtion zur Verwirklichung einer sozialistischen Lebensweise, um ein verbrauchsbewußtes Verhalten der Bevölkerung im Sinne einer vernünftigen, gesundheitsfördernden und -erhaltenden Ernährung herbeizuführen und Verschwendung von Lebensmitteln zu vermeiden
- der unmittelbar im Handel zu lösenden Aufgaben im Prozeß des Heranführens der Ware von der Produktion bis zur Konsumtion als Fortsetzung des Produktionsprozesses und des Formwandels der Werte, damit die bedarfsgerecht produzierte Ware den objektiven Reproduktionsbedingungen entsprechend mit dem geringsten Aufwand der Konsumtion zugeführt wird. Das Ergebnis der Arbeit der Werktätigen in Landwirtschaft und Industrie muß ohne Verzögerung in den Verkaufsstellen des Einzelhandels, in der Gastronomie und der Gemeinschaftsverpflegung sichtbar werden.

Bei der Lösung dieser Aufgaben auf dem Ernährungssektor muß beachtet werden, daß die zunehmende Vergesellschaftung der Arbeit, die Vertiefung der gesellschaftlichen Arbeitsteilung in der Produktion und Warenzirkulation, der erreichte Stand der Befriedigung der Ernährungs- und Lebensmittelbedürfnisse sowie die Deckung des Lebensmittelbedarfs neue entwicklungsbedingte Probleme aufgeworfen hat.

Bei der Organisierung des postgradualen Studiums an der Handelshochschule wurde davon ausgegangen, Leitungskader mit neuen wissenschaftlichen Erkenntnissen und den Erfordernissen für die Umsetzung in die Praxis vertraut zu machen. Die Kombination der unmittelbaren gegenstandsbezogenen Fachausbildung mit anderen Disziplinen (wie Grundlagen Marxismus-Leninismus, Sozialistische Betriebswirtschaft sowie der sozialistischen Wirtschaftsführung) zu einem abgerundeten Themenkomplex ermöglicht, eine hohe Qualität in der Ausbildung zu erreichen.

Von den Teilnehmern beider bisher durchgeführten Lehrgänge wurde eingeschätzt, daß das Ziel des postgradualen Studiums erreicht wurde. Die Basis für die Fachausbildung bildet die Lehrbriefreihe der Disziplin „Ökonomik des Konsumgüterhandels", die unterrichtsmäßig in Form von Konsultationen einbezogen wird. Die Fachausbildung wird aus der Ökonomik abgeleitet.

In den Vorlesungskomplexen wird auf den konkreten Wirkungsbedingungen der ökonomischen Gesetze und ihrer Erfordernisse zur planmäßigen Gestaltung der Versorgung der Bevölkerung mit Lebensmitteln aufgebaut. Ausgehend vom gesetzmäßig wachsenden Zusammenhang zwischen Produktion und Bedürfnissen im Sozialismus, werden die sich daraus ergebenden Erfordernisse an die Produktion und Konsumtion verbindenden Glieder Distribution und Zirkulation umfangreich theoretisch begründet und praktisch bewiesen.

Ein entscheidender Schwerpunkt der Ausbildung ist die Vervollkommnung der Methoden der Warenfondsplanung auf der Grundlage der Bedarfsforschung, damit sie den neuen zeitlichen Erfordernissen und der zunehmenden Komplexität Rechnung tragen.

Im Rahmen der Planung nach Bedürfniskomplexen (Ernährung) geht es u. a. darum, im Planungsprozeß die unmittelbaren Beziehungen zwischen Produktion und Bedürfnissen zu sichern.

Die Ausbildung dient schließlich der spezifischen Vertiefung der Kenntnisse und Fertigkeiten zur bewußten Gestaltung der Prozesse der Warenzirkulation zwischen Primärproduktion, Verarbeitungsindustrie (Nahrungsgüterwirtschaft und Lebensmittelindustrie) bis zur Konsumtion in der Warenbereitstellung über den Einzelhandel sowie der Gastronomie und der Gemeinschaftsverpflegung.

Der Gesamtstundenfonds für die Realisierung des Lehrprogramms beträgt 150 Stunden, die wie folgt verwendet werden:

Vorlesungen:	87 Stunden
Seminare:	53 Stunden
Prüfungen:	10 Stunden

Der Anteil der fachspezifischen Ausbildung beträgt zirka 75%.

Die Lehrveranstaltungen werden innerhalb eines Jahres in mehreren internatsmäßig organisierten Lehrgängen durchgeführt. Das fördert die Bildung des Kollektivs und den Erfahrungsaustausch, da am postgradualen Studium Mitarbeiter aus allen Fachrichtungen des Lebensmittelhandels wie Großhandel WtB, VEB Großhandel Obst, Gemüse, Speisekartoffeln, volkseigener und konsumgenossenschaftlicher Einzelhandel, Einrichtungen der Speisenwirtschaft (Beschaffung), Mitarbeiter der Beschaffungs- und Absatzabteilungen der volkseigenen und genossenschaftlichen Kombinate und Betriebe der Fleischwirtschaft, Milchwirtschaft, Getränke- und Backwarenindustrie, Kühl- und Lagerwirtschaft u. a. teilnehmen.

Die Studierenden werden im Rahmen der von der Lehrgruppe zu lösenden Forschungsaufgaben in Form einer Abschlußarbeit (Prüfung) in die Untersuchung bestimmter betriebs- oder zweigbezogener Probleme einbezogen.

Zum Studium werden Hochschulabsolventen zugelassen, die in der Fachrichtung (Binnenhandelsökonomie) mindestens vor fünf Jahren ihr Staatsexamen absolvierten. Hinzu

kommen Absolventen anderer Fachrichtungen wie Diplomgärtner und -Landwirte, Diplom-Agraringenieure, Diplomingenieure u. a. Die Zulassung mit Fachschulabschluß wird ausgesprochen, wenn der Bewerber in leitender Funktion tätig ist und über eine langjährige Berufserfahrung verfügt.
Im Ergebnis des postgradualen Studiums erhält der Student ein Abschlußzeugnis mit Note über die erfolgreiche Teilnahme am postgradualen Studium an der Handelshochschule Leipzig. Die näheren Bedingungen über die Bewerbung und Zulassung zum postgradualen Studium sind aus der Information des Ministeriums für Handel und Versorgung zu ersehen (Weiterbildung der Leitungskader, der Hoch- und Fachschulkader sowie der pädagogischen Mitarbeiter für das Jahr 1976, in: Verfügungen und Mitteilungen des Ministeriums für Handel und Versorgung vom 8. Juli 1975, Heft 12).
Bewerbungen sind an das Direktorat Erziehung, Aus- und Weiterbildung der Handelshochschule Leipzig, 701 Leipzig, Martin-Luther-Ring 13, einzureichen.

Dr. M. Anders
Handelshochschule
Leipzig

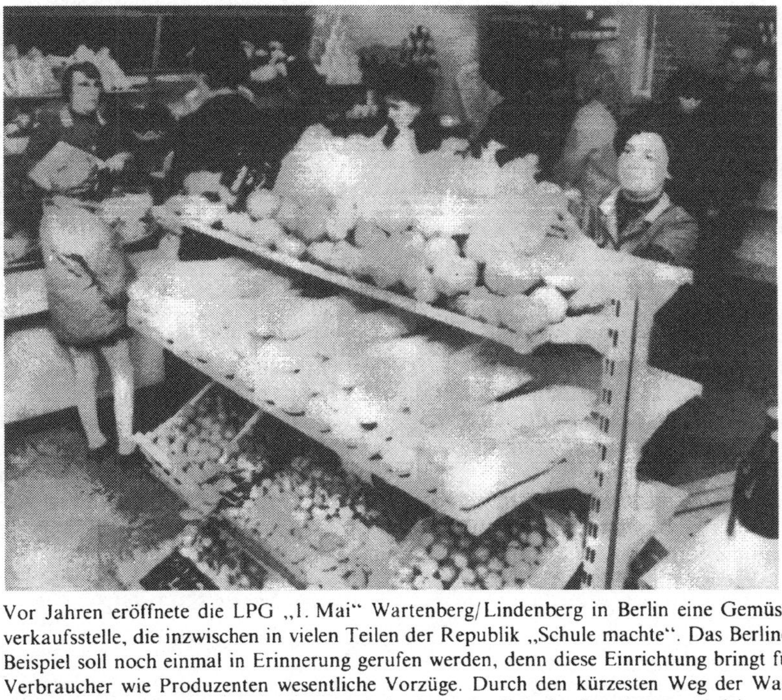

Vor Jahren eröffnete die LPG „1. Mai" Wartenberg/Lindenberg in Berlin eine Gemüseverkaufsstelle, die inzwischen in vielen Teilen der Republik „Schule machte". Das Berliner Beispiel soll noch einmal in Erinnerung gerufen werden, denn diese Einrichtung bringt für Verbraucher wie Produzenten wesentliche Vorzüge. Durch den kürzesten Weg der Ware vom Produzenten zum Konsumenten wird eine hohe Qualität des Gemüses gewährleistet — Vorschläge der Kunden können unmittelbar vom Produzenten aufgegriffen werden

Buchbesprechung

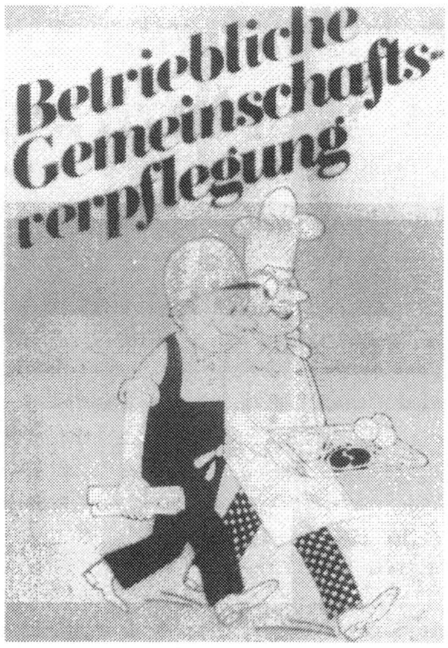

In dieser preiswerten Broschüre werden viele praktische Fragen in leicht verständlicher Form erläutert, wobei nachahmenswerte Beispiele aus der DDR und der UdSSR vorgestellt werden.
Die einzelnen Kapitel sind wie folgt angeordnet:

- Aktuelle Aufgaben zur Verbesserung der betrieblichen Gemeinschaftsverpflegung
- Zur Leitung und Planung der Gemeinschaftsverpflegung im Betrieb
- Der sozialistische Wettbewerb in den Versorgungseinrichtungen der Betriebe
- Die Gestaltung der Speisenpläne für warme Hauptmahlzeiten
- Warenbezogene Kooperation im Interesse der bestmöglichen Versorgung
- Neue Formen der Zubereitung warmer Hauptmahlzeiten
- Erfahrungen beim Einsatz gefrierkonservierter Speisen im VEB Stern-Radio Berlin
- Besonderheiten der Nachtschichtversorgung
- Die Ausgabe und Verteilung warmer Speisen
- Rationelle Formen des Angebots der Zwischenverpflegung
- Die Qualifizierung der Werktätigen in der Gemeinschaftsverpflegung
- Hinweise zur Rekonstruktion und zum Bau von betrieblichen Versorgungseinrichtungen
- Sowjetische Erfahrungen bei der Leitung, Planung und Organisation der betrieblichen Gemeinschaftsverpflegung

Im Anhang findet der Leser u. a. wesentliche gesetzliche Bestimmungen für die betriebliche Gemeinschaftsverpflegung (Stand: 1. Juli 1974).
Anliegen der Broschüre ist es, die Werktätigen in den Betrieben noch zweckmäßiger und besser zu versorgen. Deshalb spricht sie nicht nur den Praktiker an, sondern darüber hinaus alle diejenigen, die Verpflichtungen hinsichtlich einer ständigen Verbesserung der Gemeinschaftsverpflegung haben (z. B. Betriebsleiter, Leiter der betrieblichen Sozialeinrichtungen, Mitglieder der Gewerkschaftsleitungen). Dieser Aufgabenstellung wird die Broschüre durchaus gerecht, auch wenn kleinere Fehler enthalten sind.
Erarbeitet wurde das Buch, das mit 5,— M sehr preiswert ist, von einem Autorenkollektiv unter Leitung von Dr. K. Wenzel und P. Kruck. Es ist im Verlag „Die Wirtschaft", Berlin, erschienen und umfaßt 176 Seiten mit 38 Abbildungen und 15 Tabellen.

F. Baum

D. Schilling und E. Wieland

Erfordernisse zur effektiven Gestaltung der sozialistischen Warenzirkulation bei Lebensmitteln

Unsere Ernährungsbedürfnisse äußern sich als Nachfrage nach Lebensmitteln. Ihre Übereinstimmung mit dem Warenangebot planmäßig herzustellen, ist ein wichtiges Erfordernis des ökonomischen Grundgesetzes des Sozialismus. Dazu ist es notwendig, auch in der Sphäre der Zirkulation die der sozialistischen Gesellschaft innewohnenden Gesetzmäßigkeiten und Möglichkeiten zur Befriedigung der Ernährungsbedürfnisse im Einklang mit einer gesundheitsfördernden und rationellen Ernährungsweise immer besser zu nutzen.

Wenn die Partei der Arbeiterklasse nachdrücklich auf die große Bedeutung der konsequenten Intensivierung bei der Realisierung der Hauptaufgabe und damit auf die schnelle Verwirklichung unseres sozialpolitischen Programms orientiert, so gilt dies auch voll für den Bereich der Warenzirkulation und den sozialistischen Handel als ihren Hauptträger.

Aus den Funktionen des Konsumgüterhandels ergibt sich, daß die Intensivierungsfaktoren zur effektiven Gestaltung der Warenzirkulation vor allem auf zwei entscheidenden Gebieten wirksamer zu gestalten sind, nämlich

— bei der bedarfsgerechten Strukturierung des Warenfonds und seines versorgungswirksamen Einsatzes sowie
— bei der Durchsetzung eines rationellen Warenumschlages.

Im folgenden soll auf einige Probleme der Begründung eines bedarfsgerechten Lebensmittelangebotes eingegangen werden.

Stabilität des Warenangebotes

Die erfolgreichen Bemühungen in der Handelspraxis, die Verkaufsaktivitäten zu erhöhen und alle verfügbaren Warenfonds versorgungswirksam einzusetzen, stehen im engen Zusammenhang mit der Produktion bedarfsgerechter Warenfonds. Die stabile und kontinuierliche Versorgung der Bevölkerung mit Grundnahrungsmitteln steht seit eh und je im Blickpunkt der Partei der Arbeiterklasse und unserer Regierung. Seit langem ist die Versorgung mit den wichtigsten Grundnahrungsmitteln stabil. Mit der erreichten Stabilität in der Grundstruktur des Lebensmittelangebotes verlagert sich die Zielstellung auf die höhere Stabilität in der Feinstruktur, die sich dem sich entwickelten Bedarf anpassen und ihn gleichzeitig beeinflussen soll. Das Warenangebot an Lebensmitteln muß jedem Bürger die Möglichkeit bieten, seinen individuellen Bedarf zu decken und gleichzeitig die Nachfrage im Interesse der sich auch auf dem Gebiet der Ernährung herausbildenden sozialistischen Verbrauchsgewohnheiten beeinflussen.

Aus diesen Grundanforderungen an das Lebensmittelangebot leitet sich ab, daß der Schwerpunkt seiner Gestaltung auf die Befriedigung des Bedarfs der überwiegenden Mehrheit der Bevölkerung auszurichten ist. Werden doch damit wichtige Voraussetzungen für die Erhaltung der Gesundheit und die Steigerung der Leistung und Lebensfreude geschaffen.

Auf die Komplexität des Lebensmittelangebotes bezogen heißt das, daß neben ON-Erzeugnissen auch die Schlachteplatte, neben Sorten niedriger Preisgruppen auch das Delikatprogramm ihre Existenzberechtigung haben. Entscheidend ist die Auswahlmöglichkeit aus einem stabilen und vielseitigen Angebot.

Das Lebensmittelangebot muß darüberhinaus dazu beitragen, den Zeitaufwand um die Ernährung herum — also für den Einkauf und die Zubereitung der Lebensmittel — zu senken.

Kundenbefragungen sowie Analysen der Zusammensetzung des Kundenkorbes zeigen einerseits ein zunehmendes Verständnis für eine vernünftige, gesundheitserhaltende Ernährungsweise und andererseits Anknüpfungspunkte für die Erhöhung des Wirkungsgrades des Einzelhandels in dieser Richtung. Untersuchungen im VE-Handelskombinat Halle-Neustadt ergaben z. B., daß 85% der befragten Kaufhallenkunden ständig oder teilweise mehr Lebensmittel einkaufen, als sie sich ursprünglich vornahmen. Als Motiv wird fast ausschließlich auf das vorhandene Warenangebot verwiesen. Diesen Einfluß des körperlichen Warenangebotes gilt es mehr als bisher im Interesse einer vernünftigen, gesundheitsfördernden Ernährungsweise zu nutzen.

Die konkrete gebrauchswertmäßige Struktur des Warenangebotes wird immer mehr zu einer Kernfrage der Bedarfsforschung ausgebildet. Es geht in erster Linie nicht um die Reproduktion einer zurückliegenden Verbrauchsstruktur, sondern um die aktive Beeinflussung der Verbrauchsentwicklung. Das Erkennen der Veränderungen der Bedarfsstruktur als Widerspiegelung des sich entwickelnden Verbrauchsverhaltens im Ergebnis gesamtgesellschaftlicher Aktivitäten zur Durchsetzung einer vernünftigen und gesundheitsfördernden Ernährungsweise, in die der Handel mit wachsender Verantwortung einrastet, wird damit zu einem Schwerpunkt der Begründung des Lebensmittelangebotes.

Die reale Einschätzung des Bedarfs neuer Erzeugnisse bzw. traditioneller Artikel, deren Verbrauchssteigerung mit Hilfe komplexer stimulierender Maßnahmen unterstützt wird, ist Voraussetzung, um den hervorgerufenen Bedarf jederzeit und allerorts durch eine entsprechende Warenbereitstellung zu decken.

Gebrauchswertstruktur der Lebensmittel

Es wächst die Bedeutung einer wissenschaftlich begründeten Konzeption über die zukünftige Gestaltung der sozialistischen Lebensweise auch in bezug auf die Art und Weise der Ernährung. Nur ein auf dieser Grundlage gestaltetes Warenangebot in seiner dynamischen gebrauchswertmäßigen Struktur schafft Bedingungen, um bei der Leitung, Planung und ökonomischen Stimulierung der Versorgungsprozesse die gesellschaftlichen, betrieblichen und persönlichen Interessen in Einklang zu bringen. Hierzu können z. B. in Anlehnung an sowjetische Erfahrungen rationelle Verbrauchsnormen als langfristige Zielstellung für die Ernährung erarbeitet werden. Diese Konzeptionen lassen sich nur in überdisziplinärer wissenschaftlicher Gemeinschaftsarbeit zwischen Naturwissenschaftlern, Soziologen, Ökonomen u. a. lösen. Hier liegt die Problematik in der Umsetzung der auf ernährungsphysiologischem Gebiet vorhandenen umfassenden Kenntnisse zum Nährstoffbedarf in eine gebrauchswertmäßige Struktur des Lebensmittelangebotes unter Beachtung gesellschaftlicher und ökonomischer Aspekte.

Darin steckt u. a. die Aufgabe, die ernährungsphysiologische Zusammensetzung des Warenfonds in die langfristige Planung einzubeziehen und Bilanzanteile für die wirtschaftsleitenden Organe der einzelnen Erzeugnisgruppen als Orientierungen für eine schrittweise Umgestaltung des Feinsortiments hinsichtlich einer Verbesserung der ernährungsphysiologischen Struktur des gesamten Angebots abzuleiten. Nicht zuletzt erschließt sich damit ein Weg zur schrittweisen Überwindung des Widerspruchs zwischen dem planmäßig wachsenden Lebensmittelangebot und der bereits zu verzeichnenden Überernährung.

Bedarfsgerechte Planung

Die praktische Wirksamkeit noch so fundierter prognostischer und perspektivischer Unterlagen hängt mehr denn je davon ab, wie es gelingt, auf dieser Grundlage die Jahresplanung — beginnend bei der Begründung zentraler Kennziffern für den Versorgungsplan über die territorialen Versorgungspläne bis hin zu den Plänen der wirtschaftsleitenden Organe und Betriebe — der an der Produktion und dem Handel mit Lebensmitteln beteiligten Zweige und Bereiche zu qualifizieren. Das ist eine entscheidende Vorbedingung, damit die Forderung nach einer bedarfsgerechten Produktion erfüllt wird und sich in der Warenfondplanung widerspiegelt. Eine reale Einschätzung der Spezifik der Lebensmittelproduktion kann an den begrenzten Möglichkeiten einer Änderung der Produktionsstruktur im Laufe eines Jahres nicht vorbeigehen. So zeigt nicht zuletzt die Praxis, daß die Umsetzung erkannter Bedarfsänderungen oft größere Probleme aufwirft als das Erkennen und Ermitteln dieser Veränderungen selbst. So wachsen z. B. manchmal noch Überplanbestände in Großhandelslagern an, obwohl der Rückgang in der Nachfrage bestimmter Sorten und Artikel bereits erkannt und sich in den Bestellungen des Einzelhandels auswirkt. Es darf deshalb, bezogen auf das Lebensmittelangebot, die Feststellung getroffen werden, daß hinsichtlich der Bedarfsgerechtheit des Angebotes auftretende Schwierigkeiten auch auf sekundäre Erscheinungen wie unzureichend bewältigte Probleme der Jahresplanung zurückzuführen sind.

Bedarfsforschung weiterhin notwendig

Hieraus leitet sich ab, daß für die Qualifizierung der Bedarfsforschung eine permanente sortiments-analytische Arbeit unerläßlich ist. Sie ist eine wichtige Grundlage für die Ausarbeitung und laufende Vervollkommnung von Sortimentskonzeptionen. Dabei geht es immer mehr um die Feinstruktur, also um die Sortimentsbreite und Sortimentstiefe.

Häufig werden Auffassungen vertreten, die der Stabilität im Feinsortiment noch nicht entsprechende Bedeutung beimessen. Dem ist entgegenzuhalten, daß sich die Nachfrage der Bevölkerung konkret auf einen bestimmten Artikel und seinen Gebrauchswert bezieht, der im Lebensmittelsortiment durch die kleinste Angebotseinheit, die „Sorte", repräsentiert wird.

Die Forderung nach höherer Stabilität in der Feinstruktur, verbunden mit einer wachsenden Sortimentstiefe, stellt zweifelsohne höhere Anforderungen an die Leitung und Planung der Produktion und der Handelstätigkeit, z. B. an die Bestandswirtschaft.

Das gesetzmäßige Wachsen des Lebensmittelsortiments vollzieht sich im Ergebnis der Erzeugnisentwicklung der Lebensmittelindustrie und Nahrungsgüterwirtschaft. Neue Erzeugnisse werden jedoch nur dann in der Versorgung effektiv wirksam, wenn sie auf fundierten Markt- und Sortimentsanalysen und die Gemeinschaftsarbeit mit dem Handel aufbauen. Neuentwicklungen des Lebensmittelangebotes werden in der Versorgung nur dann voll wirksam, wenn die zu erwartende Nachfrage auch durch entsprechende Voraussetzungen in der Produktion und die effektive Gestaltung der Warenumschlagsprozesse gedeckt werden kann. Sogenannte Eintagsfliegen nützen im Lebensmittelangebot niemandem. Hervorzuheben ist in diesem Zusammenhang noch die Erscheinung, daß bei Lebensmitteln neue Massenartikel im Angebot oft erhebliche Rückwirkungen auf die Nachfragestruktur nach sich ziehen. Dabei betreffen die Auswirkungen keineswegs nur die jeweiligen Waren- und Artikelgruppen, sondern ziehen sich in andere Erzeugnisgruppen hinein. Ein typisches Beispiel dafür ist die wachsende Nachfrage nach „Frische Rahmbutter" und die sich daraus ergebenden Auswirkungen auf die Verbrauchsstruktur sowohl bei den Butter- als auch den Margarinesorten. Hieraus leiten sich Konsequenzen für die Gestaltung der Informationsbeziehungen und überhaupt für die Zusammenarbeit der Partner ab. Ohne die vielfach betonte Verantwortung des Großhandels bei der Markt- und Bedarfsforschung zur Begründung des Lebensmittelangebotes irgendwie einzuschränken, muß die Notwendigkeit einer stärkeren Einbeziehung des Einzelhandels nachdrücklich unterstrichen werden. Sie leitet sich vor allem aus seinem unmittelbaren Kontakt mit dem Verbraucher ab. In seinem Bereich konzentrieren sich auch die Möglichkeiten einer wirksamen Einflußnahme auf die Entwicklung der Nachfrage. Letztlich wird erst in der Einzelhandelsverkaufsstelle die Komplexität des Lebensmittelsortiments als Angebotssortiment für den Verbraucher umgesetzt.

Die Einrichtungen des Gaststättenwesens, einschließlich der Gemeinschaftsverpflegung, sind in zunehmendem Umfang an der Befriedigung der Ernährungsbedürfnisse beteiligt. Ihre Entwicklung führt nicht nur zu einer quantitativen Verlagerung des Angebotes, sondern zieht bereits heute deutliche Veränderungen in der Nachfrage hinsichtlich der qualitativen Entwicklung des Lebensmittelsortiments nach sich.

Im Ergebnis der Forschungsarbeiten über die Entwicklung der Ernährungsbedürfnisse treten die Anforderungen an die Komplexität des Lebensmittelangebotes und seiner wissenschaftlichen Fundierung immer mehr in den Vordergrund. Eine Entwicklung des Nahrungsmittelangebotes, isoliert von den Bedingungen und Voraussetzun-

gen einzelner Erzeugnisgruppen betrachtet, ist heute nicht mehr denkbar.
Der Schlüssel zur Qualifizierung des Lebensmittelangebotes liegt in der Entwicklung der sozialistischen Gemeinschaftsarbeit zwischen Produktion und Handel auf allen Ebenen, darüberhinaus in der Vertiefung der Kooperationsbeziehungen zwischen den RGW-Staaten. Die gemeinsamen Anstrengungen bei der sozialistischen Intensivierung der Produktions- und Zirkulationsprozesse sollten dabei stets der Wahrnehmung der Verantwortung und der Lösung der Aufgaben zur Durchsetzung einer gesundheitserhaltenden und rationellen Ernährung dienen.

Dr. D. Schilling
Handelshochschule
Dipl.Oec. E. Wieland
Inst. für Marktforschung
Leipzig

Kleiner Ratschlag

(Nicht nur zum Füllen dieser Seite gedacht, sondern beim Füllen des Magens zu beachten)

Wer keine Ruh' beim Essen hat,
Der wird zwar auch à tempo satt,
Wobei er aber schnell entdeckt,
Daß ihm das Beste kaum noch schmeckt.

Das Grundrezept für gutes Essen
Wird eben leider oft vergessen.
Es heißt in aller Einfachheit:
Man nehme... sich zum Essen Zeit!!

TAGUNGSBERICHT

„Umweltverunreinigung und Krebsrisiko"

Die Bedeutung des im November 1975 in Lyon/Frankreich veranstalteten internationalen Symposiums wurde unterstrichen durch die Anwesenheit und aktive Teilnahme des französischen Gesundheitsministers. Im Einführungsvortrag von Higginson/USA wurde ausgewiesen, daß zu etwa 80 bis 90 % Umweltfaktoren für die Krebsentstehung verantwortlich sind. Genetische Faktoren spielen somit eine wesentlich geringere Rolle.
Gesichert erscheint, daß das Lungenkrebsrisiko durch das Zigarettenrauchen um das 10- bis 100fache (je nach Belastung sowie Menge der gerauchten Zigaretten) erhöht wird. Auf diese Erkenntnis sowie auf die Potenzierungseffekte bei asbestexponierten, rauchenden Arbeitern wurde eindringlich hingewiesen.
Daß es möglich ist, Umweltnoxen und damit auch krebserzeugende Stoffe in der Biosphäre wirksam zu vermindern, konnte am Beispiel einer europäischen Großstadt (London) nachgewiesen werden. Dort wurde der Gehalt an 3,4-Benzpyren in der Luft auf zirka 10 % des Wertes von vor 15 Jahren und die Luftverschmutzung insgesamt auf 1/3 der Menge von 1935 gesenkt. Als Ursache hierfür wird vor allem die Änderung der Heizgewohnheiten durch Übergang auf Gas- und Elektroheizung angegeben. In Verfolg der Entwicklung sollen bereits heute günstige Auswirkungen auf die Gesundheit der Gesamtbevölkerung belegbar sein. Eine interessante Ergänzung hierzu und Parallelen zu Untersuchungen in der DDR boten von sowjetischer Seite (Shabad) vorgetragene Ergebnisse, nach denen die Kontamination von Boden, Wasser und Pflanzen außerordentlich abhängig ist von regionalen Verhältnissen, Industrie- und Verkehrsdichte bzw. -nähe.
Es gibt offenbar keine Kanzerogendosis, die als absolut ungefährlich zu betrachten ist. Die vertretene Ansicht, daß es somit auch keine duldbaren Grenzdosen geben kann, dürfte in der Produktion als Beurteilungsbasis erstrebenswert sein (Verbot kanzerogener Zwischenprodukte, Einführung geschlossener Systeme); sie erscheint aber unrealistisch, wenn man bedenkt, daß Kanzerogene, auch natürlich entstehende, nicht völlig auszuschalten sind. In diesen Fällen sind unvermeidbare Grenzwerte, wie sie von Shabad vertreten worden sind und von uns befürwortet werden, der Weg, um das Kanzerogenrisiko auf ein Minimum zu drücken.
Weitere Vorträge und Diskussionen führten zu den Schlußfolgerungen
- daß man sich gegen erkannte Risiken erfolgreich zur Wehr setzen kann und muß
- daß die Eliminierung von Kanzerogenen aus der Biosphäre als ein äußerst vordringliches Problem betrachtet werden muß. Besondere Beachtung verdienen in diesem Zusammenhang als Lebensmittelkontaminanten Nitrosamine, polyzyklische Aromaten (Benzpyren u. a.), Mykotoxine und einzelne Pestizide
- daß Zigarettenrauchen das z. Z. größte **erkannte** Krebsrisiko darstellt
- daß dem Asbest- und dem Vinylchloridproblem heute besondere Aufmerksamkeit zuzuwenden ist
- daß die Forderung nach Information, Aufklärung und Erziehung von Personen, die mit kanzerogenen Substanzen umgehen müssen, mehr als berechtigt erscheint
- daß es die Pflicht von Produzenten, Importeuren usw. ist, Risiken auszuschließen und auf verbleibende Restrisiken hinzuweisen
- daß nach einheitlichen Richtlinien epidemiologische Untersuchungen verstärkt durchzuführen sind, um insbesondere Krebsgenese und ursächliche Kanzerogenexposition zu erfassen
- daß im Interesse aller Menschen mehr Mittel zur Verfügung gestellt werden müßten, um entsprechend den Erfordernissen Kurzzeit- und Langzeit-Tests durchführen zu können (negative Folgen beginnen sich bereits auszuwirken)
- daß Patentlösungen für eine Krebstherapie bis heute nicht erkennbar sind.

Das Symposium hat insgesamt die große Bedeutung der chemischen Kanzerogenese und die Notwendigkeit belegt, präventive Maßnahmen zur Erkennung und Ausschaltung kanzerogener Noxen verstärkt durchzuführen. Es hat gezeigt, daß der in der DDR auf diesem Gebiet eingeschlagene Weg richtig ist, der die Krebsprophylaxe in den Vordergrund stellt.

R. Engst

J. Mašek, K. Ošancová, S. Hejda, R. Petrásek und R. Rath

Tendenzen der Adipositas — Entwicklung in der ČSSR

Die Tendenzen der Adipositas-Entwicklung in der ČSSR sind ähnlich wie in anderen Ländern. So wird die Übergewichtigkeit in der DDR mit 20 % bei Männern und 40 % bei Frauen im mittleren Alter angegeben. In der VR Bulgarien wurde 1971 für Personen über 14 Jahre eine durchschnittliche Übergewichtigkeit von 21 % festgestellt. In der VR Polen sind 17 % der Männer und 38 % der Frauen über 20 Jahre übergewichtig, und auch in der UdSSR erhöht sich der Prozentsatz der Fettsüchtigen allmählich, besonders bei Frauen im Alter über 30 Jahre. Der gleiche und ungünstige Trend wird auch in der ČSSR beobachtet. Dabei wird festgestellt, daß die Fettsüchtigkeit jetzt auch bei jüngeren Menschen vermehrt auftritt und daß bei Erwachsenen, besonders bei Frauen, schwere Formen der Adipositas zunehmen.

Wir gehen von der Annahme aus, daß die meisten Fälle der Fettsucht nicht primär endokrinen Ursprungs sind. Aus unseren Untersuchungen geht hervor, daß die Adipösen einen erhöhten metabolischen Fettumsatz haben. Wir nannten diese Situation „Adaptation des Stoffwechsels auf die endogene Fetternährung". Für den erhöhten Umsatz der Fette spricht:

— der niedrigere Respirations-Quotient der meisten Adipösen
— der hohe Gehalt des Nüchternserums an freien Fettsäuren als schnell verfügbare Energiequelle
— der verzögerte Anstieg von Ketonkörpern im Serum, die offensichtlich in größerer Menge entstehen, aber bei Fettsüchtigen schneller verbraucht werden als bei Nichtfettsüchtigen.

An einer Gruppe von 6 gesunden Männern konnte während eines 6wöchigen Krankenhausaufenthaltes gezeigt werden, daß es bei einer kalorisch ausgewogenen Diät mit hohem Zuckeranteil nach einer Woche der Adaptation an diese Diät zur leichten Störung der Glukosetoleranz, zum Anstieg der Blutlipide und der basalen Insulinämie und vereinzelt auch zur Gewichtszunahme kam.

Es wäre natürlich wichtig festzustellen, ob die zuckerreiche Diät einen Auslösemechanismus zur Entstehung der Hypertriglyzeridämie mit sekundärem Anstieg des Insulinspiegels, wie er bei Tieren gefunden wurde, oder einen anderen zur lipogenetischen Reaktion führenden Mechanismus darstellt.

Durch epidemiologische Studien allein kann die Bedeutung der Diätform für die Entstehung der Adipositas nicht geklärt werden. Die Versuche, den Einfluß der Ernährungsgewohnheiten zu beobachten, enden mit der Feststellung, daß die Unterschiedlichkeiten der Nährstoffzufuhr — besonders bei Frauen über 40 Jahren mit hohem Zuckerverbrauch — durch übermäßigen kalorischen Verbrauch maskiert sind. Es ist aber bemerkenswert, daß die Adipositas in der Regel bei Personen mit niedrigeren Einkommen öfter zu finden ist; bei diesen werden auch mehr billige Kohlenhydrate als Energiequellen verzehrt. Ošancová u. Hejda nehmen an, daß eine fettreiche Diät die natürliche Regulation der Nahrungseinnahme gestört hat und daß der hohe Fettverbrauch meistens zu höherer Kalorienaufnahme und somit zu mühelosem Überverzehr führte. Dieser Aspekt ist wahrscheinlich richtig und entspricht den angegebenen Verbrauchsziffern.

In der ČSSR ist ein leichter Zuwachs der Kalorien sowie ein steigender Eiweiß- und Fettverzehr von 1960 bis 1970 festzustellen.

Darüberhinaus erhöhte sich der Anteil der tierischen Eiweiße, aber es stieg auch der Anteil der tierischen Fette signifikant.

Aus der Analyse entsprechender Daten geht hervor, daß bei fast unveränderter Menge des Verzehrs von sichtbaren Fetten, der Anteil an unsichtbaren Fetten gestiegen ist (Fleisch, Gebäck).

Bei jungen Leuten muß man zur Erklärung wachsender Übergewichtigkeit auch den steigenden Bierkonsum und die Beschränkung der Schwerarbeit in Betracht ziehen, was durch entsprechende höhere körperliche Aktivität (Körperkultur und Sport) nicht ausgeglichen wird. Dieser Trend ist in der ganzen Welt zu verzeichnen.

Offen bleibt die Frage nach der Größe des Energiebedarfs zu Anfang der Adipositas und bei Fettsüchtigen. Nach unseren Erfahrungen ist es notwendig, zum einen die einfache Fettsucht von der durch pathologische Zustände verursachten Adipositas, und zum anderen die dynamische Phase von der stabilisierten Phase zu unterscheiden. So wird oft festgestellt, daß bei epidemiologischen Untersuchungen der Fettsucht, meist in der stabilisierten Phase, die Fettsüchtigen nicht mehr Energie verzehren als die Normalgewichtigen.

Es ist aber sehr wahrscheinlich, und dem entsprechen auch unsere klinischen Erfahrungen, daß es in der dynamischen Phase zur absoluten oder relativen (wegen beschränkter Bewegung) Hyperphagie kommt.

Auf Grund einiger Untersuchungsergebnisse an Soldaten sowie aus epidemiologischen Beobachtungen hat man den Schluß gezogen, daß die meisten Fettsüchtigen in der Energiebilanz bei statistisch unbedeutenden Abweichungen in der Nahrungseinnahme mit den Normalgewichtigen vergleichbar sind. Bei manchen Fettsüchtigen kommt es wahrscheinlich bei der Nahrungseinnahme an Sonn- und Feiertagen zum höheren Nahrungsverbrauch. Des weiteren wurde festgestellt, daß fettsüchtige Jugendliche leichter zur Azidose neigen als magere; es kommt bei ihnen öfters zu Atemnot und sie werden bei Anstrengung schnell müde.

Hieraus folgt, daß Adipöse eine schnellere Erhöhung der Milchsäurekonzentration im Blut entwickeln als Athleten, obwohl hier ein Mißverhältnis zwischen der Muskelmasse und dem Gewicht besteht.

Eine weitere, weniger bekannte Seite scheint die veränderte Energieabgabe durch Thermogenese zu sein. Entsprechende Versuche zur Gewichtsreduktion bei Fettsüchtigen ergaben oft eine verminderte Aktivität der Schilddrüsenhormone nach Verringerung der Nahrungseinnahme.

Schließlich soll erwähnt werden, daß auch die Vererbung bei der Herausbildung der Adipositas eine Rolle spielt. So ist die Lypolyse in den Fettzellen von Frauen mit adipösen Vorfahren herabgesetzt.
Bei Fettsüchtigen mit signifikanter Gewichtszunahme ist das Fettgewebe nicht nur hypertrophisch sondern auch hyperplasisch verändert, auch dann, wenn es zur Fettsüchtigkeit erst im Erwachsenenalter gekommen ist. Deshalb werden die Untersuchungen an gesunden Menschen, die freiwillig das Experiment zum kontrollierten Überverzehr unternehmen, immer wertvoller.
Wenn es auch in der Praxis bei Fettsüchtigen zu größeren individuellen Variationen hinsichtlich Energiebedarf und Energieausgabe kommen kann, ist doch insgesamt festzustellen, daß unsere heutigen Ernährungsgewohnheiten mit einem Übermaß eines Fett- und Zuckerverzehrs als ungünstig zu beurteilen sind und unter Umständen zur Hyperphagie und Lipogenese beitragen.
Es ist deshalb in der heutigen Zeit, in der immer weniger Menschen eine schwere Arbeit und immer mehr Menschen eine nicht ausreichende Bewegungsaktivität ausüben, notwendig, die Bevölkerung zu einem günstigeren Ernährungsregime mit genügend Bewegung und mäßiger Nahrungszufuhr (besonders von Fetten und Zucker) zu erziehen. Dies erscheint umso notwendiger, da die Fettsucht auch im mittleren und jüngeren Alter zunimmt und in klinisch schwere Formen übergeht, wobei die Behandlung der schon voll entwickelten Adipositas sehr schwierig ist.
In diesem Sinne ist der Entwicklung von kalorienreduzierten und kalorienarmen Erzeugnissen durch die Lebensmittelindustrie große Beachtung zu schenken.

(Literatur kann bei den Verfassern angefordert werden).

Prof. Dr. J. Mašek
Dr. R. Petrásek
Dr. R. Rath
Institut für klinische
und experimentelle Medizin
Dr. K. Ošancová
Dr. S. Hejda
Institut für Hygiene und
Epidemiologie
Prag

SALIMA 76

III. Internationaler Nahrungsmittelsalon in Brno/ČSSR

Vom 18. bis 25. Februar 1976 hatte in Brno zum dritten Mal der Internationale Nahrungsmittelsalon SALIMA geöffnet. Er stand unter dem Motto „Nahrungsmittel — Früchte der Erde und produktiver Arbeit". SALIMA hat die Aufgabe, den internationalen Warenaustausch auf dem Gebiet der Nahrungsmittel und Nahrungsmitteltechnik zu fördern sowie das Publikum über die Produktionserfolge der tschechoslowakischen und ausländischen Landwirtschaft und Nahrungsgüterindustrie zu unterrichten. Auf einer Fläche von etwa 30000 m^2 zeigten nahezu 700 Aussteller aus 36 Staaten ihre Exponate. Ihre Breite und Universalität im Ausstellungsprogramm macht sie zur bedeutendsten Ausstellung ihrer Art im RGW-Raum.
Das Ausstellungsprogramm umfaßte neben den Nahrungs- und Genußmitteln der verschiedensten Provenienzen auch Roh- und Hilfsstoffe sowie Maschinen und Ausrüstungen zur Verarbeitung und Verpackung von Nahrungs- und Genußmitteln.
Einen breiten Raum nahm die offizielle ČSSR-Ausstellung ein. Sie trug insbesondere dem Anliegen einer sinnvollen und gesunden Ernährungsweise Rechnung und vermittelte dem Besucher ein eindrucksvolles Bild von der Leistungsfähigkeit der tschechoslowakischen Nahrungs- und Genußmittelindustrie. Sie beliefert den Markt gegenwärtig mit rund 5000 Artikeln gegenüber 2000 im Jahre 1945. Dabei zeichnet sich in den letzten Jahren ein Strukturwandel im Sortiment ab, der sich nachdrücklich auf den Verbrauch auswirkt. Nachdem in den 60er Jahren die kalorische Versorgung der Bevölkerung in der ČSSR mit über 3000 kcal/Person europäisches Spitzenniveau erreicht hatte, steht nun die sinnvolle gesunde Ernährungsweise im Vordergrund. Es findet eine bewußte Orientierung auf biologisch wertvolle Nahrungsgüter statt, die in einem verstärkten Konsum von Magerfleisch (Geflügel), Milch und Milchprodukten sowie Obst und Gemüse zum Ausdruck kommt.
Neben dieser qualitativen Veränderung der Ernährungsweise zeichnet sich aber noch ein weiterer Wandel im Nahrungsmittelsortiment ab, nämlich die Entwicklung des Sortimentes zu Nahrungsmitteln mit höherem Veredlungsgrad. Angesichts der sich verbessernden Arbeits- und Lebensbedingungen rückt auch in der ČSSR die bewußte sinnvolle Freizeitgestaltung stärker in den Blickpunkt. Dem trägt die Nahrungsmittelindustrie durch ein verstärktes Angebot vorbehandelter, arbeitssparender Nahrungsgüter Rechnung.
Wie die SALIMA eindrucksvoll unterstrich, steht ein umfangreiches Angebot tisch- bzw. kochfertiger Speisenkomponenten wie Obst, Gemüse, Suppen und Fleischprodukten als Steril- und Gefrierkonserven sowie Instantprodukten und Fertigmehlmischungen für Cremes, Puddings, Knödel und verschiedenes Gebäck zur Verfügung.
Für den nächsten Perspektivplanzeitraum nimmt die Konserven- und Gefrierkostindustrie in der ČSSR weiterhin einen vorrangigen Platz ein, denn sie trägt insbesondere zu einer gleichmäßigen Bedarfsdeckung und einer breiten Fächerung des Angebots bei Wahrung einer guten Qualität bei.
Eine nicht unwesentliche Rolle für die sortimentsgerechte Bedarfsdekkung der Bevölkerung fällt hier dem internationalen Warenaustausch zu, den zu fördern ein Hauptanliegen der SALIMA 76 war. Darunter nimmt das Export-Import-Geschäft der ČSSR mit den Staaten des RGW einen bedeutenden Platz ein, werden doch über 50% des Außenhandelsumsatzes bei Nahrungsmitteln und Nahrungsmittelrohstoffen mit RGW-Staaten getätigt.
Aus dem umfangreichen Nahrungsmittelangebot der ČSSR-Ausstellung ragten einige ernährungsphysiologisch bedeutsame Produkte heraus. Das waren z. B. kalorienarme Tatarensauce, eine würzige Salatsauce, kalorienreduzierte Mayonnaise mit einem verringerten Fettgehalt und die in DDR-Lizenz hergestellte Delikateßmargarine „Cama".
Besondere Beachtung fand eine neuentwickelte Fruchtlimonade „Fruta", die als Süßungsmittel keinen Zucker enthält, sondern mit einer Kombination Na-Zyklamat/Saccharin gesüßt wird. Das benötigte Zyklamat wird in der ČSSR selbst produziert. Daneben wird auch ein leicht gesüßtes mit Vitamin C angereichertes Mineralwasser „Vitamin-C-Bitter" angeboten, das

geschmacklich dem Tonic-Wasser nahekommt.
Eine Anregung für die Fleischwarenindustrie bot MASNY PRUMYSL/Praha. Sie präsentierte eine bierschinkenähnliche Brühwurst, die durch zirka 3% eingearbeitetes Gemüse (Karotten gewürfelt, grüne Erbsen, roter Paprika in Streifen) ein sehr attraktives Aussehen erhielt. Das gefrierkonservierte Gemüse wird vor der Verarbeitung mit Salzsole behandelt und dem Brät zum Ende des Mischvorganges schonend zugefügt. Die erhalten gebliebene Struktur des Gemüses in Verbindung mit seiner Farbigkeit verleiht der Wurst ein ansprechendes Bild. Die Haltbarkeit soll dabei nicht beeinträchtigt, der Geschmack aber verfeinert sein.
Die Firme ETOL/Jugoslawien bot Instant-Fruchtgetränke in nahezu allen Geschmacksrichtungen wie Zitrone, Orange, Ananas, Himbeere, Erdbeere u. a. an, die mit Wasser ausgezeichnete vollaromatische stille Getränke ergeben. Sie sind auf der Basis natürlicher, konzentrierter ätherischer Öle und Extrakte hergestellt und durch Mikroinkapsulierung mittels Stärkederivate in Pulverform gebracht worden.
Überall wo ein Fruchtgeschmack gewünscht wird, so z. B. in den verschiedensten Mixgetränken, in Cremes, Desserts und auch in Gebäck, lassen sich diese Fruchtpulver sehr vorteilhaft mit oder ohne Zucker einsetzen. Auffällig ist dabei ihre Ergiebigkeit. Für 10 l Fruchtsaftgetränk reichen 100 g Instant-Pulver (ohne Zucker) völlig aus.
Unter den ebenfalls recht umfangreichen ausgestellten Maschinen und Ausrüstungen für die Nahrungsmittelindustrie und Speisenproduktion ragten einige interessante Exponate heraus.
Der tschechoslowakische Nahrungsmittelmaschinenbau stellte u. a. eine Maschine aus, mit der gekochtes Ei im Strang hergestellt werden kann. Eiweiß und Eigelb werden in rohem Zustand getrennt zugeführt, das Eigelb unter Ausbildung eines Stranges in einer Hitzezone vorkoaguliert und anschließend mit Eiweiß ummantelt und durch Wärme verfestigt. Der Vorteil der Maschine besteht darin, ohne Verluste in jeder Weise gleichmäßige Eischeiben zum Belegen und Garnieren herzustellen. Sie wird vor allem in den Bereichen einen großen Interessentenkreis finden, in dem die Kalte Küche einen großen Umfang besitzt.
Von der Maschinenfabrik AMERSFORT b. v./Holland wurde ein Separator HS 250 zur Restfleischgewinnung von ausgeschälten Rind- und Schweineknochen, aber auch von rohen oder gekochten Schweineköpfen gezeigt. Die Knochen werden in einer Druckkammer mit einem Druck von 400 atü ausgequetscht. Diese Maschine dürfte im Bereich der Fleischindustrie reges Interesse finden, da die bei ausgelösten Schinkenbeinen und Rückensträngen erzielte Fleischausbeute von 15—18% wirtschaftlich nicht unbedeutend ist.
Für die Feinbackwarenbetriebe gedacht, aber auch in Speisenproduktionsbetrieben sehr gut verwendbar, ist die Füll- und Formmaschine Rheon 207SS, eine japanische Entwicklung.
Sie kombiniert zwei verschiedene pastöse bis teigige Nahrungsmittelkomponenten in Kugel- oder zylindrischer Form. Mit ihr lassen sich die verschiedensten Backwaren wie gefüllte Kroketten, Rollen, Schnitten u. a., aber auch Knödel, Pasteten, Klopse und Hackfleischrouladen herstellen.
Eine „Goldene Salima" konnte das Fritiergerät GF 150 vom VEB Nahrungsgütermaschinenbau Neubrandenburg erringen. Es ist ein kontinuierlich arbeitendes Gerät zum Garen von Fleischprodukten mit stufenlos regelbarer Gartemperatur und -zeit. Dieses Gerät kann einzeln betrieben werden, ist aber besonders für den Einbau in Arbeitslinien der industriellen Speisenproduktion geeignet.

A. Weiß

TAGUNGSBERICHT

XIX. Kongreß der Slowakischen Gesellschaft für rationelle Ernährung

Der Kongreß fand vom 28.—30. 4. 1976 in Tatranska Lomnica statt. Die wissenschaftlichen Vorträge vermittelten den 400 Teilnehmern aus Praxis und Wissenschaft Informationen und neue Erkenntnisse unter dem Thema „Durch Entwicklung der industriellen Speisenproduktion zu einem höheren Lebensniveau und zur sozialistischen Lebensweise". Die Veranstaltung war mit dem Rechenschaftsbericht für das Jahr 1975 verbunden, in dem die Gesellschaft den 20. Jahrestag ihrer Gründung beging. Gegenwärtig hat sie 6292 individuelle Mitglieder und 41 korporative Mitglieder. Die umfangreichen Aktivitäten der Gesellschaft werden durch sechs Zweigstellen spezifisch angeleitet und koordiniert.
Im Zusammenhang mit den vom XV. Parteitag der KPČ gefaßten Beschlüssen ergeben sich auch für die Gesellschaft konkrete Aufgaben. Ein Vertreter des Innenministeriums der SSR nannte vor allem zwei, bei deren Lösung die Mitglieder unmittelbar helfen sollen:
— bei der weiteren Durchdringung der gesamten Volksernährung mit den wissenschaftlichen Erkenntnissen über die rationelle Ernährung
— beim Kampf gegen Verluste bei Nahrungsgütern und Lebensmitteln in Landwirtschaft, verarbeitender Industrie, Handel und Haushalten, insbesondere auch gegen die Verschwendung von Lebensmitteln in den Haushalten.

Bei den vielseitig behandelten Problemen der gesellschaftlichen Speisenwirtschaft stand im Vordergrund, wie die Zielstellungen des XV. Parteitages der KPČ erreicht werden können. Zukünftig muß die gesellschaftliche Speisenwirtschaft einen weiteren bedeutenden Beitrag zur Entwicklung des Lebensniveaus und der sozialistischen Lebensweise leisten. Dabei wird insbesondere der Aspekt gesehen, für die berufstätigen Frauen bessere Bedingungen für die Entfaltung ihrer gesellschaftlichen Gleichberechtigung zu schaffen bei gleichzeitiger Beachtung ihrer Aufgaben als Mütter und in der Familie. Die gesellschaftliche Speisenwirtschaft in der SSR hat die anspruchsvolle Aufgabe, die Teilnehmerquote in der betrieblichen Gemeinschaftsverpflegung von 23% im Jahre 1975 auf 70% im Jahre 1990 zu steigern. Die Schulspeisung soll statt gegenwärtig 54% im Jahre 1980 bereits 70% der Schüler erfassen.
Als Hauptprobleme bei der Lösung dieser Aufgaben werden bezeichnet

— die Rationalisierung und Intensivierung in allen Zweigen der gesellschaftlichen Speisenproduktion
— die Bereitstellung der Speisen entsprechend den ernährungswissenschaftlichen Erkenntnissen
— die erweiterte industrielle Produktion von halbfertigen und fertigen Speisenkomponenten
— die Rekonstruktion bestehender Küchen und die Einrichtung neuer Küchen unter Beachtung des Aspektes der Konzentrierung
— die Qualifizierung der Werktätigen in der gesellschaftlichen Speisenproduktion und die Verbesserung deren materieller Arbeits- und Lebensbedingungen einschließlich Lohnerhöhungen.

Bei einer Ausstellung und Verkostung fanden neuentwickelte Produkte der Geflügelwirtschaft mit ausgezeichneten sensorischen Eigenschaften und sehr niedrigem Fettgehalt großen Beifall, nicht zuletzt auch deshalb, weil sie sehr preiswert angeboten werden. Solche Produkte, wie Würstchen, Frikadellen, Preßwurst, Bierschinken, gekochter Geflügelschinken, werden zum Teil auch in einer modernen Verarbeitungsfabrik für Geflügelerzeugnisse hergestellt, die im Frühjahr 1976 in Bratislava mit einer Jahresproduktion von 1300 t in Betrieb genommen wurde. Diese Produktionsstätte ist im Zusammenhang mit einem langfristigen Programm zur Steigerung des Pro-Kopf-Verbrauchs bei Geflügel und -erzeugnissen errichtet worden. Zielstellung dieses Programms ist die Steigerung des Pro-Kopf-Verbrauchs von 11,6 kg 1975 auf 20—22 kg im Jahre 1990. Es stellt eine bedeutende staatliche Maßnahme dar, um durch eine Veränderung der Struktur des Fleischverbrauchs Voraussetzungen für eine ernährungswissenschaftlich begründete Ernährungsweise zu schaffen.

Anläßlich des XIX. Kongresses wurde der bereits bestehende Vertrag über die Zusammenarbeit der Gesellschaft für Ernährung in der DDR mit der slowakischen Gesellschaft für den Zeitraum bis 1980 verlängert und neben der bereits bestehenden Zusammenarbeit der Sektion Ernährungswirtschaft auf die Zusammenarbeit aller Sektionen beider Gesellschaften ausgedehnt. Beim Vertragsabschluß wurde Prof. Dr. Schmandke, Vorsitzender der DDR-Gesellschaft, von Frau Dr. Vrabelová, stellvertretender Minister für Gesundheitswesen der SSR und Vorsitzende der slowakischen Gesellschaft, mit der Gedenkmedaille ausgezeichnet.

H. Groß

Zur Nachahmung empfohlen!

Der „Prager Volkszeitung" entnahmen wir einen Beitrag, der nicht nur sehr inhaltsreich ist und einen umfangreichen Überblick über neuentwickelte Lebensmittel in unserem befreundeten Nachbarland gibt, sondern auch von einigen Maßnahmen berichtet, über die man in unserer Republik einmal nachdenken sollte. Es werden hier Wege einer öffentlichen Qualitätskontrolle beschrieben, die den Produzenten tagtäglich die Losung „Meine Hand für mein Produkt" unerbittlich vor Augen führt. Im einzelnen wird unter anderem berichtet:

Volle fünf Tage bewertete Ende Mai in Plzeň eine Fachkommission 133 neue Lebensmittelerzeugnisse, die 56 Betriebe zum Wettbewerb EX (Exposition) Plzeň 76 angemeldet hatten. Über die Verleihung Goldener Pokale und Siegel entschieden in der erwähnten Kommission Vertreter der Ministerien für Gesundheitswesen und den Handel, des Ministeriums der Landwirtschaft, der Staatlichen Inspektion der Qualität und andere.

Nach einer gründlichen Überprüfung verliehen sie 25 Goldene Pokale und 34 Goldene Siegel, demgegenüber aber wurden ein Goldpokal und vier Goldsiegel aus dem Wettbewerb EX Plzeň 75 insgesamt fünf Betrieben entzogen, da sie die festgelegten Bedingungen — die Ware in entsprechender Qualität und in hinreichender Menge innerhalb eines Jahres auf den Markt zu bringen — nicht erfüllt hatten!

Beim diesjährigen Wettbewerb EX Plzeň wurden die Teilnahmebedingungen gegenüber dem vorhergehenden Jahr verschärft. Während früher das gewürdigte Erzeugnis ein ganzes Jahr über kontrolliert wurde, wird es ab 1976 volle zwei Jahre auf dem Markt überprüft.

In den Lebensmittelverkaufsstellen begegnet man immer wieder neuen Erzeugnissen. Der Tisch wurde innerhalb des 5. Fünfjahrplanes in der ČSSR um 930 (in der SSR um 767) neue Erzeugnisse bereichert.

Wir wissen, daß wir essen, wir wissen aber auch, daß wir oft zu gerne essen. Die Ausstellung EX Plzeň und der mit ihr verbundene Wettbewerb achten deshalb bei den neuen Lebensmitteln auf hohe und dauerhafte Qualität, auf ihre gesundheitliche Wirkung, genügend lange Haltbarkeit ohne Veränderung der Qualität, die ästhetische Verpackung und das ständige Vorhandensein des Erzeugnisses auf dem Markt.

Einige neue Erzeugnisse, die diesmal mit dem Goldpokal bzw. dem Goldsiegel gewürdigt wurden:

- „Blokys", ein gesäuertes Milchgetränk
- Eine Kollektion von sterilisierten Suppen, von denen die erste (Rindfleischsuppe) für Diabetiker bestimmt ist; die zweite (Champignon-Suppe) ist die erste Creme-Suppe dieser Art in der ČSSR, die, verdünnt, auch als Soße verwendet werden kann
- Der Schmelzkäse „Triumpf" mit niedrigem Fettgehalt
- „Karlovarske Würstchen", eine internationalen Ansprüchen genügende Halbkonserve
- Portioniertes, hygienisch verpacktes Fleisch der Westböhmischen Fleischindustrie
- Rehbraten in Kleinverbraucherpackung, enthäutet und knochenfrei

Doch damit nicht genug. Die gemahlenen Kaffeesorten „Fenix" und „Extra spezial" gibt es auf dem ČSSR-Markt schon einige Jahre. Man hatte aber festgestellt, daß dieselben nach 1—2 Wochen an Geschmack verlieren. Umso mehr wurde ihre neue Verpakkung begrüßt, bei der der Beutel unter Druck von Inertgas gefüllt wird. Die Qualität eines solchen Kaffees ist noch nach einigen Monaten die gleiche wie am Tage der Abfüllung.

Die Zahl der alkoholfreien Getränke stieg von 15 im Jahre 1970 auf 30 zum gegenwärtigen Zeitpunkt. Zu ihnen kommt nun noch das mit einer Auszeichnung bedachte Mineralwasser mit Grapefruitbeigeschmack (Kirchenquelle aus Frantiskovy Lazne) sowie Lipo-Tonic in Pulverform hinzu, der, in kaltem Wasser aufgelöst, vollkommen dem bisher aus dem Ausland eingeführten Tonic entspricht.

Es ist nicht möglich, alle gewürdigten Lebensmittelerzeugnisse an dieser Stelle zu nennen. Trotzdem sollen noch die tiefgekühlten Erdbeer-Knödel, drei neue Kuchenarten in Folienverpackung sowie das eingepackte Kornbrot „Bevit", das u. a. Brauhefe enthält, Erwähnung finden.

Der Wettbewerb EX Plzeň verfolgt Jahr für Jahr nur ein Ziel: Die Nahrung soll — auch beim Sinken des Kaloriengehalts — qualitativ gut sein.

LEBENSMITTEL-LEXIKON

Diese Begriffe sind dem Manuskript zum Lebensmittel-Lexikon entnommen, das voraussichtlich 1977 im VEB Fachbuchverlag Leipzig erscheinen wird.

Altenburger Ziegenkäse

Aus einem Gemisch von Kuh- (< 90 %) und Ziegenmilch (> 10 %) in verschiedenen Fettstufen (30 %, 45 % F. i. T.) mit oder ohne Gewürzzusatz (z. B. Kümmel) in der DDR produzierter Weichkäse mit Camembertschimmel und starker Rotschmiereentwicklung (TGL 7947, 1971). Das Käseinnere ist weiß bis rahmgelb, geschmeidig und zeigt nur wenig Bruchlöcher. Der Z. ist im Geschmack rein und pikant.

Briekäse (frz. Fromage de Brie)

Nach der Landschaft „Brie de France" östlich von Paris benannter Weichkäse aus Kuhmilch mit Schimmelbildung nach Camembertart. Geruch und Geschmack sind mild und champignonartig. Der Teig ist weiß bis rahmgelb und geschmeidig, er zeigt nur geringe Lochung (Bruchlöcher) und leichte Schichtbildung. Der B. wird in der DDR in den Fettstufen 40 %, 50 % und 60 % F. i. T. hergestellt (TGL 7947, 1971).

Butterkäse

Ursprünglich aus Italien nach Deutschland eingeführter Weichkäse (hier seit 1927 hergestellt) von butterähnlicher Konsistenz und Farbe sowie sehr mildem Geruch und Geschmack. Die Oberfläche ist gelbbraun bis rötlich mit wenig Schmiere. Der Teig soll weich, sehr elastisch und möglichst geschlossen sein. Der B. muß mindestens als Vollfettkäse hergestellt werden. In der DDR wird B. in den Fettstufen 45 % und 50 % F. i. T. hergestellt (TGL 7947, 1971). Der B. entspricht dem italienischen Bel-Paese.

Camembert-Käse

Nach der Ortschaft Camembert in der Normandie benannter, in Frankreich seit 1797 hergestellter Weichkäse mit Schimmelbildung, der auf Grund seines milden, champignonartigen Geruchs und Geschmacks und des zarten Gefüges zu den begehrtesten Weichkäsen gehört. Gemeinsame, charakteristische Merkmale der in vielen Ländern bei etwas unterschiedlicher Technologie hergestellten C. sind a) Weichkäse in kleinen Portionen, b) eine von außen nach innen verlaufende Reifung durch weißen Camembertschimmel, der vielfach mit Rotschmiere durchsetzt ist.
Der C. wird in Frankreich aus Rohmilch hergestellt. In der DDR wird C. aus pasteurisierter Milch unter Verwendung von Penicillium candidum und Penicillium camemberti in den Fettstufen 30 %, 45 %, 50 % und 60 % F. i. T. hergestellt. Das Käseinnere ist weiß bis rahmgelb, geschmeidig und zeigt nur wenige Bruchlöcher (TGL 7947, 1971).

Cheddarkäse

Nach dem Cheddartal der Grafschaft Somerset (England) benannter aus Kuhmilch hergestellter gepreßter Hartkäse von zylindrischer Laibform, der in zahlreichen europäischen Ländern als Vollfettkäse produziert wurde und auch unter dem Namen Chesterkäse bekannt ist.

Chesterkäse

Analog dem englischen Cheddarkäse hergestellte Hartkäsesorte, die in der DDR mit 45 % F. i. T. produziert wird. C. hat eine glatte, geschlossene Hülle aus paraffiniertem oder gewachstem Tuch oder Plastfolie. Das Innere ist geschmeidig, gelb und zeigt kleinste Schlitzlochung über die ganze Schnittfläche gleichmäßig verteilt.
Geruch und Geschmack sind rein und leicht säuerlich (TGL 7947, 1971). Zu den in England hergestellten Käsen der Chestergruppe zählen Cheddar, Cheshire, Colby, Derby, Caerpilly, Leicester, Lancashire und Gloucester.

Edamer-Käse

Seit Jahrhunderten in den Niederlanden ausschließlich aus Kuhmilch hergestellter fester Schnittkäse in Kugelform, der z. Z. in vielen Ländern Verbreitung gefunden hat. Aus technologischen Gründen wird die ursprüngliche Kugelform durch die Brotform abgelöst. Während der traditionelle E. mit einer Rinde naturgereift ist, gewinnt die Herstellung von rindenlosem E. durch Reifung in Kunststofffolie an Bedeutung, wodurch ein noch milderer Geschmack erreicht wird.
In der DDR wird E. in den Fettstufen 30 %, 40 % und 45 % F. i. T. hergestellt. Die Rinde des naturgereiften E. ist trocken und glatt. Sie wird gelegentlich mit einem Paraffin- oder Wachsüberzug oder mit einer Plastsuspension versehen. Das Innere auch des rindenlosen E. ist hellgelb bis goldgelb, mattglänzend, geschmeidig, fühlt sich fettig an und weist vereinzelt erbsen- oder linsengroße Lochung auf. Geruch und Geschmack sind rein und mild (TGL 7947, 1971).

Edelpilzkäse

Sortenbezeichnung für Grün- und Blauschimmelkäse bzw. für Käse nach Roquefortart, die als Hart-, Schnitt- und Weichkäse — aber vorzugsweise als halbfeste Schnittkäse — hergestellt werden. Bekannte E. sind Fromage bleu (Frankreich), Danablu und Mycella (Dänemark), Stilton (England), Gorgonzola (Italien), Marvanysajt (Ungarische VR) und Oryzae (Japan). Sowohl in der DDR als auch in der BRD hergestellter E. ist ein halbfester Schnittkäse, in der DDR mit 45 % F. i. T. Die Oberfläche ist feucht, weiß bis leicht grau gefärbt, die Stichkanäle für das Pilzwachstum sind erkennbar. Das Innere ist weiß bis gelblich und marmoriert durch gleichmäßig verteilte dunkelgrüne bis blaue Schimmeladern und zeigt leichte Schlitzlochung. Der Teig ist leicht krümelig und doch geschmeidig. Geruch und Geschmack sind rein und aromatisch bis schwach ranzig (TGL 7947, 1971).

Emmentaler Käse

(Schweizer Käse). Nach dem bernischen Emmental (Schweiz) benannter gepreßter, vollfetter Hartkäse (> 45 % F. i. T.) aus roher Kuhmilch mit einer mittleren Reifungsdauer von vier Monaten, der in runder Laibform mit einer Masse von 60 bis 130 kg gehandelt wird. Die Rinde ist trocken und fest und von dunkelgelber Farbe, der Teig ist elfenbeinfarbig bis leicht gelb, schnittfähig und mit runden, mattglänzenden Löchern reichlich und regelmäßig durchsetzt, die Kirschenbis Walnußgröße erreichen. Geruch und Geschmack sind angenehm mild und aromatisch. Je älter E. wird, desto mehr wird sein Geschmack nußkernartig.

Goudakäse

Nach dem ursprünglichen Herstellungsort, der Stadt Gouda bei Rotterdam (Niederlande) benannter gepreßter, fester Schnittkäse aus Kuhmilch, der heute in zahlreichen europäischen Ländern hergestellt wird. In der DDR wird G. in den Fettstufen 30%, 40% und 45% F. i. T. produziert. Die Rinde ist trocken und glatt und kann mit wenig weißlich-grauem Schimmel bedeckt sein. Die Oberfläche ist mit Speiseöl behandelt oder mit einem gelben Paraffin- bzw. Wachsüberzug, mit einer Plastsuspension oder Folie versehen. Das Innere ist hellgelb bis buttergelb und mattglänzend, geschmeidig, fühlt sich fettig an und weist in geringem Umfange eine gleichmäßig verteilte, runde bis ovale, erbsengroße Lochung auf. Geruch und Geschmack sind rein und aromatisch bis leicht pikant (TGL 7947, 1971).

Harzer Käse

Seit etwa 1800 im Harz in Hauskäsereien aus Sauermilchquark oder Labquark oder aus Gemischen von beiden hergestellter Sauermilchkäse mit Gelb- und Rotschmiere. Der H. ist derzeitig die volkstümliche Bezeichnung für Sauermilchkäse allgemein, die nur als Magerkäse hergestellt werden dürfen. Bekannte Sorten sind Bauernkäse, Bauernhandkäse, Handkäse, Mainzer, Spitzkäse, Korbkäse (mit Kümmel). In der DDR handelsübliche Sorten sind Sauermilchkäse-Gelbkäse und Sauermilchkäse-Edelschimmelkäse.

Kochkäse

Aus Sauermilchquark — gegebenenfalls unter Zusatz von Speisequark — unter Verwendung von zugelassenen Hilfs- und Zusatzstoffen (z. B. Kochsalz, Schmelzsalze, Gewürze) durch einen Erhitzungsprozeß hergestelltes Erzeugnis. K. wird in der DDR in den Fettstufen <10% und 20% F. i. T. hergestellt. Die Oberfläche ist gelb bis bräunlich, glatt und mattglänzend, der Käseteig homogen und fast streichfähig. Geruch und Geschmack sind rein und den Gewürzzusätzen (z. B. Kümmel) entsprechend aromatisch (TGL 7947, 1971).

Labkäse

Aus mit Labenzym dickgelegter, pasteurisierter, im Fettgehalt eingestellter oder entrahmter Milch hergestellte und in verschiedenen Reifegraden in den Verkehr gebrachte Erzeugnisse. Zu den Labkäsen gehören gemäß TGL 7947 (1971) Hartkäse, Schnittkäse, fest und halbfest, sowie Weichkäse.

Limburger-Käse

Aus der Grafschaft Limbourg (Belgien) stammender Weichkäse mit typischer gelbbrauner bis rötlicher klebriger Schmierebildung und kräftig pikantem Geruch und Geschmack, wegen seiner ursprünglichen Form auch Backsteinkäse genannt. Das Käseinnere ist weißgelb, weichschnittig, leicht elastisch und zeigt wenig Bruchlöcher. Der L. wird in der DDR in den Fettstufen 20%, 40% und 50% F. i. T. hergestellt (TGL 7947, 1971).

Münsterkäse

Nach dem elsässischen Münstertal bei Colmar (Frankreich) benannter milder Weichkäse mit langer Reifungsdauer. Er wird in der DDR als halbfester Schnittkäse in den Fettstufen 30% und 45% F. i. T. produziert. Die Oberfläche ist geschmeidig und mit gelbroter Schmiere bedeckt, das Käseinnere ist weiß-gelb, weitgehend geschlossen, geschmeidig und schnittfest. Geruch und Geschmack sind gemäß TGL 7947 (1971) rein und leicht aromatisch.

Neufchateler-Käse

Weichkäse mit Camembertschimmel von reinem champignonartigen Geruch und Geschmack, der in der DDR in den Fettstufen 45% und 50% F. i. T. hergestellt wird. Das Käseinnere ist gemäß TGL 7947 (1971) weiß bis rahmgelb, geschlossen und etwas kurz.

Parmesankäse

Sammelbezeichnung für aus pasteurisierter Kuhmilch (in Italien aus Rohmilch) hergestellte zylindrische Reibkäse (40% F. i. T.) aus Norditalien (Parma) mit langen Reifungszeiten. P. stellt ein Bindeglied zwischen der Cheddar- und Emmentalerart dar. Entsprechende Käse mit kürzerer Reifungsdauer werden wegen ihrer körnig-bröckligen Beschaffenheit als Granakäse bezeichnet. Die P. haben eine geölte, schwarze Oberfläche, der Teig ist körnig und sehr fest, doch plastisch. Geruch und Geschmack sind pikant. Die P. sind auch gerieben im Handel und dienen vorwiegend als Zutaten zu Suppen und Speisen aus Teigwaren.

Romadurkäse

Ursprünglich in der belgischen Provinz Lüttich und gegenwärtig in zahlreichen europäischen Ländern hergestellter Weichkäse mit gelb-roter Schmierebildung nach Limburger Art, der wie dieser zu den Herve-Käsen gehört (benannt nach dem Städtchen Herve zwischen Aachen und Lüttich). Er unterscheidet sich vom Limburger durch die kleinere Form und einen etwas milderen Geschmack. In der DDR wird R. in den Fettstufen 20%, 40% und 50% F. i. T. hergestellt (TGL 7947, 1971).

Sauermilchkäse

Unter Verwendung von zugelassenen Hilfs- und Zusatzstoffen hergestellter Magerkäse (<10% F. i. T.) aus Sauermilchquark, bei Edelschimmelkäse auch unter Zusatz von Speisequark. Die Oberfläche von S. ist mit Gelbschmiere und/oder Edelschimmel bedeckt. Der S. kommt in verschiedenen Reifegraden in den Handel.
Bekannt S. sind Harzer, Mainzer, Handkäse, Korbkäse, Ölmützer Quargel, Kräuterkäse, Stangenkäse, Zigerkäse u. a. In der DDR handelsübliche Sorten sind Sauermilchkäse-Gelbkäse und Sauermilchkäse-Edelschimmelkäse.
Sauermilchkäse-Gelbkäse ist mit gelblich bis rötlich-brauner Schmiere bedeckt und speckig-glänzend. Sauermilchkäse-Edelschimmelkäse ist überwiegend mit Edelschimmelrasen bedeckt, daneben kann Gelbschmiereentwicklung auftreten. Das Käseinnere der S. ist geschmeidig und schnittfest. Der Kern ist weiß, die gereifte äußere Schicht gelblich. Die Reifung erfolgt von außen nach innen, wobei der weiße Quark-Kern zunehmend opak und geschmeidig fest wird. Geruch und Geschmack sind gemäß TGL 7947 (1971) rein und würzig bis pikant. Die S. sind besonders dann empfehlenswert, wenn eine fettarme Diät angezeigt ist.

Hilft Krill die Eiweißlücke schließen?

Zur möglichen Bedeutung des Krill für die künftige Eiweißversorgung

Unter Krill (oder Walkrebschen) versteht man in der Antarktis vorkommende Krebse mit dem lateinischen Namen Euphasia superba. Sie werden 3,5—6 cm lang und 2½—3 Jahre alt. Die Tiere werden im 3. Lebensjahr geschlechtsreif, das Weibchen legt etwa 7000 Eier. Diese sinken auf Tiefen von etwa 1500 m ab, entwickeln sich zu Larven, die — unter Bildung weiterer Entwicklungsstadien — allmählich als „junger Krill" an die Meeresoberfläche aufsteigen. Die Tiere leben vom pflanzlichen Plankton, insbesondere von sogenannten Kieselalgen. Der Krill hält sich in den obersten Wasserschichten auf. Er bildet dichte Schwärme, die an der Meeresoberfläche als rötliche Flecke erkennbar sind. Die Ausdehnung solcher Schwärme kann bis zu 5 km betragen, sie sind 1—1,5 m tief. 1 m^3 Meereswasser kann 10—15, maximal bis 30 kg Krill enthalten. Die Eigenbeweglichkeit der Krebschen ist gering. Häufig tritt der Krill nahe an Eisgrenzen auf, er ist auch unter dem Eis anzutreffen.

Der Krill wird von Fischen, Pinguinen und anderen Vögeln sowie Robben gefressen. Vor allem aber ist er Nahrung für den Wal. Die starke Dezimierung der Walbestände durch Überfischen hat zu einer starken Vermehrung des Krill geführt, so daß die fischereimäßige Gewinnung lohnend erscheint. Es wird geschätzt, daß der jährliche Ertrag ebenso hoch sein könnte wie der Weltfischertrag (derzeit 66 Mio t).

Seit 1961 laufen intensive systematische Versuche der Sowjetunion zum Fang des Krill, zu seiner Verarbeitung und zur Verwertung in der Tierernährung und in der menschlichen Ernährung. Seit 1972 befaßt sich auch Japan mit dieser Frage, seit kurzem auch Großbritannien, Frankreich, Norwegen und die BRD.

Es wird geschätzt, daß sowjetische Schiffe im antarktischen Sommer 1974/75 insgesamt 40000 t, täglich etwa 3000 t Krill gefangen haben.

Besondere Probleme bestehen darin, daß der Krill ein schlechter Echolotgeber ist und dadurch mit diesem Verfahren nur schwer festgestellt werden kann; Schwierigkeiten bereitet auch die Entwicklung einer geeigneten Fangtechnologie. Es wird von guten Erfahrungen mit sogenannten Einschiffschwingschleppnetzen berichtet.

Mit dem Anstieg des Fangvolumens steht die Frage nach dem Umfang der maximal fangbaren Menge, um nicht zu ähnlichen Erscheinungen zu kommen wie bei dem herkömmlichen Fischfang. Dabei ist zu berücksichtigen, daß für die Vermehrung der Weltwalbestände durch entsprechende Abkommen Sorge getragen wird, so daß der wieder zunehmende Verbrauch durch den Wal zu berücksichtigen ist.

Die Verwendung des Krill in Form von Krillmehl in der Tierfütterung, besonders in der Schweine- und Hühnermast, könnte geeignet sein, die knapp werdenden Fischmehle zu ersetzen bzw. einen Beitrag zur Eiweißversorgung in der Tierernährung zu leisten.

Problematisch ist die Entwicklung marktfähiger Krillprodukte für die menschliche Ernährung. Das ernährungsphysiologisch hochwertige Krillfleisch (20% Eiweiß, nur 3% Fett, gute Gehalte an Vitaminen und Mineralstoffen) muß vom Chitinpanzer abgetrennt und wegen der Aktivität von im Fleisch enthaltenen eiweißspaltenden Enzymen schnell verarbeitet werden.

In der Sowjetunion kommt das Krillfleisch als Paste, Pasta okeana, tiefgefroren auf den Markt. Man kann es direkt verzehren, oder es wird anderen Lebensmitteln (z. B. Käse) zugesetzt. Doch bestehen noch Probleme der Haltbarkeit und, damit zusammenhängend, des Geschmacks.

Da bekanntlich Krebsfleisch ein beliebtes und wohlschmeckendes, gut bezahltes Produkt ist, liegen aber in der Herstellung entsprechender Produkte aus dem Krillfleisch interessante Möglichkeiten.

(Unter Verwendung eines Artikels in der „Umschau", Heft 20, 1975)

[—hh—]

Wo Freimilch zur Problemmilch wird . . .

„Unsere Jugend muß es endlich besser haben" hallte es von den Tribünen im BRD-Wahlkampf, kaum daß er begonnen hatte. Und wie das in der Praxis aussehen sollte, erlebten eben diese Jugendlichen dieser Tage im BRD-Land Nordrhein-Westfalen. Dort beschloß man, die Zuschüsse zur Frühstücksmilch an den Schulen zu streichen. Das motivierte die „Stadtväter" von Köln, die Millionen für den Karneval bereitstellen, ihrerseits ins gleiche Sparhorn zu blasen: Der Preis für die Frühstücksmilch wurde von 18 Pfennig auf 25 Pfennig heraufgesetzt und zusätzlich das Kontingent der Gratismilchempfänger drastisch eingeschränkt.

Am grünen Tisch setzte man den roten Stift in Bewegung und beschloß, daß es in Zukunft nicht mehr als 1000 (in Worten: eintausend) Gratistrinker geben darf.

Damit wurde die Freimilch zur Problemmilch, denn wer morgens ein Viertelliterchen Milch in den Kölner Schulen auf kommunale Kosten trinken darf, das legt ab sofort ein kompliziertes Verfahren fest.

Den nachfolgenden Text entnahmen wir westdeutschen Zeitungen, ernstzunehmenden. Jedenfalls behaupten sie das von sich. Ernstgenommen werden wollen auch die „Erfinder" der neuen Verordnung. Doch hören und lesen wir, was da so am „wunderschönen Rhein" ausgebrütet wurde:

In den Richtlinien zur Gewährung kostenloser Frühstückmilch", einem fünf Seiten starken Werk, unterzeichnet von drei Dezernenten, ist genau der Weg angegeben, der beschritten werden muß, um an die tägliche Milchtüte zu kommen.

Der zukünftige Freimilchtrinker muß sich durch zwei wesentliche Merkmale

von den übrigen milchtrinkenden Mitschülern unterscheiden. Er muß einen „zwingenden sozialen und gesundheitlichen" Notstand vorweisen können. Für ersteres gibt es genaue Tabellen: Ein Ehepaar mit einem Kind darf zum Beispiel nicht mehr als 845 bundesdeutsche Mark Familieneinkommen haben.
Das zweite Merkmal: „deutliches Untergewicht und Blutarmut". Dann muß der erziehungsberechtigte Elternteil folgende Instanzen durchlaufen:

1. Station: Familienfürsorge

Wenn der Herr Lehrer die häusliche Versorgung des Kindes und dessen Gesundheitszustand für höchst bedenklich erklärt hat, händigt er den Eltern einen Antrag aus. Ein Elternteil marschiert damit zu obiger Stelle zwecks amtlicher Bestätigung seines finanziellen Bankrotts. Zwecks Überprüfunf der Angaben wird das Sozialamt eingeschaltet. Durch Hausbesuche soll festgestellt werden, ob schwere Versorgungsmängel bestehen.
(Und die sind gegeben, wenn gemäß Formblatt 2 „das Kind das schichtenspezifische Mindestmaß an häuslicher Pflege in bezug auf Ernährung nicht erhält").
Wieviel Vitaminstöße täglich ein schichtenspezifisches Mindestmaß ausmachen, steht nicht in dem Formblatt, dafür aber heißt es: „Die Familienfürsorge ist gehalten, auf eine Verbesserung der sozialen Situation des Kindes hinzuwirken, damit – – –" und nun kommt das dicke Ende (und so steht es wörtlich in Formblatt und westdeutschem Blätterwald) . . . „damit das Kind künftig nicht mehr auf die Zuteilung kostenloser Frühstücksmilch angewiesen ist."
Von der Familienfürsorge wird der Antrag an die

2. Station: Gesundheitsamt

weitergeleitet. Von dort erhält der Antragsteller einen Schrieb mit der Bestellung des künftigen Freimilchtrinkers zur

3. Station: Arzt

um nach der Untersuchung zur

4. Station: Schule

zu pilgern, denn dort hin sendet der Arzt den Antrag, der zur

5. Station: Molkerei

weiterwandert mit einem Begleiter, einem Bestellschein in dreifacher Ausfertigung. Von der letzten, der

5. Station

schreibt die „Deutsche Volkszeitung" Düsseldorf: **„Irgendwann einmal, wenn die Anträge den weiten Weg passiert haben, wird das Kind, unterernährt, blutarm, mit einem Vater, der nicht mehr als 845 Mark im Monat verdient und in der Lage gewesen ist, den Run auf die Behörden zu überstehen, seine Frühstücksmilch bekommen. Einen Viertelliter. Jeden Morgen gratis, ein ganzes Jahr lang, dann geht der Weg durch die Instanzen von vorne los. Siehe Formblatt 2 . . ."**

Buchbesprechung

Internationale Probleme der modernen Getreideverarbeitung und Getreidechemie

In Heft 2/1976 der Ernährungsforschung berichteten wir über die Tagung „Internationale Probleme der modernen Getreideverarbeitung und Getreidechemie", die im September 1975 im Institut für Getreideverarbeitung der DDR, Bergholz-Rehbrücke, stattfand. Jetzt liegt der Tagungsbericht vor. Er umfaßt 436 Seiten A 4, 325 Abbildungen, grafische Darstellungen und Tabellen sowie zahlreiche Literaturhinweise. Der Bericht bringt die auf der Tagung gehaltenen Vorträge in deutscher Sprache mit je einer Zusammenfassung in Deutsch, Russisch, Englisch und Französisch.
Folgende Themen wurden in 5 Komplexen und einem Symposium behandelt:

- Getreideerzeugnisse in der Diätetik
- Einsatz von Getreideerzeugnissen als Diätnahrung
- Verwendung von Zusatzstoffen bei der Herstellung von Getreide-
- Verwendung von Zusatzstoffen bei der Herstellung von Getreideerzeugnissen
- Qualitätskennwerte von Getreide und -erzeugnissen
- Bedeutung und Bestimmung der Backhefequalität
- Prozeßkontrolle und Rationalisierung in der Backwarenindustrie.

Die Leser der Ernährungsforschung werden sich besonders für die Vorträge der ersten beiden Komplexe interessieren:

- Getreideerzeugnisse in der heutigen Ernährung
- Die Stellung der Getreideerzeugnisse in der Diätetik
- Charakterisierung des in der DDR angebotenen Sortiments an Diät-Getreideerzeugnissen
- Getreideerzeugnisse in Prophylaxe und Therapie des Diabetes mellitus
- Die Bedeutung von Getreideerzeugnissen bei der Prophylaxe und Therapie der Fettsucht
- Getreideerzeugnisse für chronisch Nierenkranke
- Diätetische Behandlung bei gluteninduzierter Enteropathie in verschiedenen Altersstufen
- Neue Gesichtspunkte für eine diätetische Beeinflussung der Zöliakie.

Aber auch verschiedenen Vorträgen der anderen Komplexe sind interessante Fakten zu entnehmen. Als Beispiel sei das Problem der Zusatzstoffe in Getreideerzeugnissen (u. a. Enzyme, Quellmittel, Emulgatoren, Bleich- und Konservierungsmittel) angeführt. Hier wird eine internationale Übersicht über Zusatzstoffe mit Angaben über Effekt, Dosierung und lebensmittelrechtliche Zulässigkeit in den einzelnen Ländern vorgelegt.
Der Bericht enthält neueste wissenschaftliche Erkenntnisse und technologische Erfahrungen. Der Bezug des Berichtes wird vermittelt vom Institut für Getreideverarbeitung der DDR, 1505 Bergholz-Rehbrücke, Arthur-Scheunert-Allee. Der Inlandpreis beträgt 55,50 M.

F. Baum

Rauhe Sitten bei Tisch

Als „Kavaliere“ noch ins Tischtuch schnaubten und sich mit Knochen bewarfen ...

Es gibt wohl zu allen Zeiten — also auch in unseren Tagen — Menschen älterer Jahrgänge, die bei allen möglichen (und unmöglichen) Gelegenheiten mit einem Stoßseufzer behaupten: „Also, seiner Zeit zu meiner Zeit gab's so etwas nicht!“ Und dann wird der erstaunten Umgebung mitgeteilt, wie schön doch so einiges eben „seiner Zeit zu meiner Zeit“ war, bzw. daß es eben „seiner Zeit zu meiner Zeit“ einiges nie gegeben hat, was heutzutage „eingerissen“ ist. Das bekommt vor allem die Jugend des öfteren gesagt und das hören wir oft, wenn es sich um Tischsitten handelt.
Doch wenn man einmal ein bißchen in der Historie herum„schnüffelt“, dann liefern Chroniken, Zeitgenossen, Dichter und Hofschreiber „Tischsitten“ frei Haus, die man wahrlich als „rauh“ bezeichnen kann.
Wir können uns kaum vorstellen, daß ein von Prunk überhäufter Ludwig XIV. ebenso mit den Fingern aß wie eine Maria Stuart. Und wenn daher bei Gegenwartsaufführungen von Schillers „Maria Stuart“ die edle Dame vom eifrigen Theaterrequisiteur Messer und Gabel in ihre „Bühnenausstattung“ mitbekommt, dann können Historiker darüber nur schallend lachen, denn die echte Maria Stuart bekam bestenfalls einen Löffel geboten. Ihre große Gegenspielerin Elisabeth erhielt auch nicht mehr. Aber wer nun da denkt, die Damen hätten auch noch schön vom Teller gefuttert, der ist auf dem Holzweg.
A propos Holz: hölzerne Tische ohne Tischtuch wurden bevorzugt, aber davon später und zurück zu den Löffeln und Tellern der Maria und der Elisabeth. Sie aßen die Suppen nicht von Tellern, sondern mit den engsten Vertrauten bzw. den Gästen aus einer gemeinsamen Schüssel. Kamen dann die „festen Speisen“ an die Reihe, wurden munter die Finger benutzt. Der 1592 gestorbene französische Dichter Montaigne beklagte sich über diese Sitte in einer längeren Abhandlung, aber er war so ehrlich, auch zu schreiben, warum: er (und andere) aßen so schnell, daß sie sich des öfteren in die Finger bissen!
Und nun zum Tischtuch, das im Altertum gänzlich unbekannt war, denn bei den griechischen Geschichtsschreibern ist nachzulesen, daß Aspasia, die Gattin des Perikles, die gemeinsamen Gäste an Tischen aus edlen Hölzern bewirtete. Da auch damals schon „gekleckert“ wurde, hatten Sklaven die Aufgabe, die Tische nach jedem Gang mit würzigen Kräutern abzuwischen und zu reinigen.
Im frühen Mittelalter kam das Tischtuch auf. Das schwere Tafeltuch, in kirchlichen Einrichtungen zumeist nur Schmuck und kaum Tischschutz, hielt seinen Einzug in fürstliche und reiche Bürgerhäuser, doch wurde es in seinem Verwendungszweck noch sehr verkannt. So steht in der „Tischordnung“ des österreichischen Herrscherhauses von 1624, daß es „gäntzlich verbethen sey“ ins „Tyschthuch zu schnaubthen / zu speyen / unn solch Speyen auf den Theller.“
Rauhe Sitten herrschten aber auch beim Markgrafen Johann von Küstrin, denn in einem Erlaß aus dem Jahre 1561 ordnete er an, daß die Tische seiner „Kavaliere“ und die Hof- und Trinkgefäße zweimal wöchentlich gesäubert werden müssen. Die Sauberkeit beim Preußenherzog Albrecht Friedrich war ein halbes Jahrhundert später keineswegs besser, denn der Hofkoch erhielt den Hinweis, „daß er nur in einem ausgewaschenen Topf koche...“!
Aber mit den Fingern wurde auch hier kräftigst „gefuhrwerkt“ und als ruchbar wurde, daß in Venedig eine Griechin mit einer zweizinkigen Gabel ihr Mal verzehrte, schüttelte man über so viel Unkultur die vermeintlich klugen Köpfe.
Vielerorts dienten flache Brote und ausgehöhlte Brotstücke als Teller; zur Speisenunterlage dienten kleine Holzbretter, und nicht selten erhielten Paare nur einen derartigen Teller und einen Becher. An den französischen Troubadourhöfen, wo die Minne wahrlich auch erst durch den Magen ging, „fütterten die Ritter mit lieben Worten und guten Bissen die minniglichen Weiber“ (glaubt man einem zeitgenössischen Schreiberling).
Doch nicht nur die mittelalterlichen Ritter waren „Rauf- und Saufbolde“, die „hohen Herren, Hochwohlgeborenen und Majestäten“ des Wiener Kongresses „pflegten“ eine „Tradition“, die anscheinend zum „guten Ton“ dieser Kreise zählte: nach beendetem Mal bewarf man sich „aus Scherz“ mit Knochen, Gräten und abgeknabberten Brotrinden, und zur „allseitigen Ergötzung“ mit zinnernen Tellern und Kannen. Nach zeitgenössischen Berichten „beschossen“ sich der Kronprinz von Bayern und der Herzog von Weimar während eines Gastmahls beim Erzherzog Anton „quer durch die erlauchte Gesellschaft mit selbstgefertigten Brotkügelchen“. Dann griffen sie zu Salzbüchsen, um dem „Gegner“ im wahrsten Sinne des Wortes Salz in die Augen zu streuen. Die „Umgebung der fürstlichen Streiter band sich Tischservietten um die Häupter und vergoß dabei vielerlei Soßen; in später Stunde versuchte ein Prinz über den gedeckten Tisch zu springen, wobei er den alten Herzog von Sachsen umwarf ...“
Wie harmlos klingen dagegen die Tischmanieren der Gräfin Cosel, die bekanntlich vom Spargel nur die Köpfe abbiß und den Rest „mit Eleganz“ hinter sich warf ...

[—rb—]

REZEPTE ---
Anno dunnemals

Maulesel

Zwecks Herstellung dieses kalten Getränks röstet man zunächst einige dünne, große Schwarzbrotscheiben, reibt dieselben, sobald sie aus dem Ofen kommen und während sie noch heiß sind, auf beiden Seiten mit Muskatnuß ein, zerbricht sie und legt sie in eine große Terrine.
Dann gießt man sechs Liter helles Bier und zwei Flaschen Weißwein darauf, legt vier von den Kernen befreite, in dünne Scheibchen zerschnittene Citronen und 1 Kilogramm Zucker hinein und läßt das Ganze gut zugedeckt an einem kühlen Orte acht bis zehn Stunden stehen, wonach man das Getränk durchgießen und servieren kann.

50000. Erfassungsbeleg für das Informationssystem „Nahrung und Ernährung des Menschen“

Zu Beginn des Jahres 1975 wurde in dieser Zeitschrift über die Literaturerschließung in der DDR zu diesem breiten Gebiet berichtet, die gemeinsam vom Zentralinstitut für Ernährung (ZfE) und Instituten der Lebensmittelindustrie erfolgte; Verantwortung und Hauptarbeit lagen beim ZfE. Gründe der Zweckmäßigkeit und der Verantwortung führten inzwischen zu einer neuen Organisationsform.
Während das Zentralinstitut des Ministeriums für Bezirksgeleitete Industrie und Lebensmittelindustrie unter dem Namen „Lebensmittelindustrie“ 4 spezielle Bibliographien (Ökonomie; Getreide, Getreideprodukte, Gewürze, Gewürzmittel; Gärung- und Getränkeindustrie; Süßwaren, Kunsthonig, Speiseeis, Kaffee, Tee) herausgibt, zeichnet das ZfE seit Anfang 76 für 2 umfassende Bibliographien zum Gebiet Nahrung und Ernährung des Menschen allein verantwortlich. Das sind die Bibliographien F. O. „Lebensmittelwissenschaft“ und F. 9. „Ernährung“.
Während die Bibliographie F. 9. „Ernährung“ gegenüber früher vom Erfassungsspektrum her unverändert geblieben ist (allerdings wurde der Umfang erweitert), so ist die Bibliographie F. O. „Lebensmittelwissenschaft“ im Vergleich zur früheren Bibliographie F. O. viel umfassender geworden. Wir erfassen darin das gesamte Gebiet der Lebensmittelwissenschaft, also Informationen über *alle* Lebensmittel, mit Ausnahme der Technik und Technologie der Herstellung konventioneller Lebensmittel sowie der Ökonomie der Lebensmittelindustrie. Mit erfaßt wird von uns aber die Herstellung spezieller Lebensmittel wie Säuglings- und Kindernahrung, angereicherte Lebensmittel, küchenfertige Lebensmittel, simulierte Lebensmittel u. ä.
Ende Juni dieses Jahres wurde nun der 50000. von einem Mitarbeiter des ZfE erarbeitete Erfassungsbeleg eingespeichert.
50000 Erfassungsbelege bedeuten einen beträchtlichen geistigen und materiellen Aufwand, der nur dann zu rechtfertigen ist, wenn die einmal erfaßten und gespeicherten Informationen möglichst häufig genutzt werden. Wenn wir auch ganz zufrieden auf die in Form der Bibliographien, der monatlichen selektiven Informationsverbreitung und der retrospektiven Recherchen ermittelten Informationen blicken können (1975 100 retrospektive Recherchen, über 100 Nutzerprofile für die selektive Informationsverbreitung), so sind wir sicher, daß zahlreiche potentielle Nutzer diese Informationsmittel noch nicht kennen. Interessenten sollten sich deshalb an den Wissenschaftlichen Informationsdienst des ZfE wenden, der gern weitere Auskünfte erteilt.

Adresse:
Zentralinstitut für Ernährung
Wissenschaftlicher Informationsdienst
1505 Bergholz-Rehbrücke
Arthur-Scheunert-Allee 114–116

Tagungsankündigungen

Die Gesellschaft für Ernährung in der DDR veranstaltet vom 31. 5.–2. 6. 1977 in Leipzig ein Symposium mit internationaler Beteiligung zum Thema „Beziehungen zwischen chemischen, physikalischen und ernährungsphysiologischen Eigenschaften von Nahrungsinhaltsstoffen“. Neben Plenarvorträgen werden in den Sektionen „Humanernährung“, „Tierernährung“, „Diätetik“ und „Ernährungswirtschaft“ Diskussionsvorträge gehalten, die die fachspezifischen Aspekte des Themas behandeln sollen.
Das Symposium ist vorwiegend für Mitglieder der Gesellschaft gedacht, denen die Tagungsunterlagen auf dem Postweg zugehen.
Die Teilnahme von Nichtmitgliedern ist begrenzt. Letztere erhalten Programm und Anmeldungskarten auf Anfrage an das
Sekretariat der Gesellschaft für Ernährung in der DDR
1505 Rehbrücke
Arthur-Scheunert-Allee 155

●

Am 27. und 28. Januar 1977 führt die Wissenschaftliche Sektion „Gesellschaftliche Speisenwirtschaft“ der Kammer der Technik (Fachverband Lebensmittelindustrie) ihre 2. Fachtagung durch.
Das Programm sieht folgende Schwerpunkte vor:

1. Die Gemeinschaftsverpflegung und ihr Beitrag zur weiteren Entwicklung des materiell-kulturellen Lebensniveaus des Volkes unter besonderer Berücksichtigung einer gesunden Ernährung
- Neue ernährungswissenschaftliche Grundlagen
- Lebensmittelsortiment „Gesunde Ernährung“
- Qualitätssicherung

2. Verbesserung der Leistungsprozesse im Bereich der Gemeinschaftsverpflegung durch Intensivierung
- Arbeitsteilung und Kooperation
- Technologie und Technik
- Wissenschaftliche Arbeitsorganisation
- Materialökonomie
- Wettbewerb
- Leistungsvergleich

3. Vervollkommnung der Leitung und Planung der betrieblichen Gemeinschaftsverpflegung
- Aufgaben und Verantwortlichkeit der örtlichen Räte unter besonderer Berücksichtigung der Klein- und Mittelbetriebe
- Aufgaben und Verantwortlichkeit der Betriebsleitungen

Tagungsort: FDGB-Erholungsheim „Herbert Warnke“ in Waren/Klink.
Der Teilnehmerkreis ist begrenzt. Einladungen erfolgen vorwiegend an Mitarbeiter aus Einrichtungen der Gemeinschaftsverpflegung.

Dr. habil. M. Zobel
Zentralinstitut für Ernährung
der AdW der DDR
Potsdam-Rehbrücke

Die in diesem Heft veröffentlichten Fotos stammen sämtlich von ADN-Zentralbild. Zeichnungen: K. Becke.

Auf der hinteren Umschlagseite finden Sie die Fortsetzung der Rezepturen für kalorienreduzierte Werkessen.

17 Paprikaklops mit Hörnchen, Tomate-Gurke-Paprika-Salat

Rezeptur für 10 Portionen	
Rinderkammfleisch	400 g
Hackepeter	100 g
Eiklar	3 Stück
Brötchen	100 g
Zwiebeln	100 g
Salz, Pfeffer, Paprika	
Margarine	60 g
Zwiebeln	50 g
Weizenmehl W 630	100 g
Trinkvollmilch	400 ml
Tomatenmark	60 g
Pritamin	60 g
Schnittlauch	10 g
Salz, Paprika, Zitrone	
Hörnchen	600 g
Margarine	30 g
Salz	20 g
Wasser	1400 ml
Tomaten	400 g
Gemüsepaprika	300 g
Gurke	400 g
Zucker	10 g
Salz, Essig, Pfeffer	
Kräuter	20 g
Salatöl	20 g

Anzurichtende Menge je Portion	
Klopse — Rohmasse	100 g
Tunke	150 ml
Hörnchen	200 g
Salat	100 g

Ernährungsphysiologischer Wert je Portion	
Kalorien	510 kcal
Eiweiß	21 g
Fett	17 g
Kohlenhydrate	69 g
Kalzium	105 mg
Eisen	4,0 mg
Vitamin A	0,3 mg
Vitamin B_1	0,29 mg
Vitamin B_2	0,29 mg
Vitamin C	58 mg

18 Kohlroulade mit Salzkartoffeln, Erdbeermilch mit Weizenkeimen

Rezeptur für 10 Portionen	
Hackepeter	200 g
Schabefleisch	300 g
Eier	1 Stück
Bramix	60 g
Zwiebeln	50 g
Weißkohl	1500 g
Salz, Pfeffer, Kümmel	
Schmalz	50 g
Weizenmehl W 630	50 g
Kartoffeln, netto	2000 g
Salz	
Buttermilch	1500 ml
Erdbeermark	150 g
Safalin	10 Tabletten
Weizenkeime	10 g

Anzurichtende Menge je Portion	
Kohlroulade mit Füllung	75 g
Tunke	100 ml
Salzkartoffeln	200 g
Erdbeermilch (1 Tasse)	170 ml

Ernährungsphysiologischer Wert je Portion	
Kalorien	500 kcal
Eiweiß	23 g
Fett	17 g
Kohlenhydrate	52 g
Kalzium	270 mg
Eisen	4,6 mg
Vitamin A	0,1 mg
Vitamin B_1	0,54 mg
Vitamin B_2	0,53 mg
Vitamin C	40 mg

19 Gefüllte Paprika mit Kartoffelbrei

Rezeptur für 10 Portionen	
Schabefleisch	300 g
Hackepeter	200 g
Eier	1 Stück
Zwiebeln	50 g
Bramix	60 g
Reis	200 g
Salz, Paprika	
Gemüsepaprika FF	500 g
Speiseöl	50 g
Tomatenmark	50 g
Weizenmehl W 630	50 g
Joghurt	300 ml
Salz, Paprika, Schnittlauch	
Kartoffeln, netto	1600 g
Trinkvollmilch	400 ml
Salz, Muskat	

Anzurichtende Menge je Portion	
Gefüllte Paprika mit zirka 130—140 g Füllung	1 Stück
Tunke	100 ml
Kartoffelbrei	200 g

Ernährungsphysiologischer Wert je Portion	
Kalorien	490 kcal
Eiweiß	19 g
Fett	17 g
Kohlenhydrate	58 g
Kalzium	145 mg
Eisen	3,8 mg
Vitamin A	0,2 mg
Vitamin B_1	0,44 mg
Vitamin B_2	0,36 mg
Vitamin C	34 mg

20 Leberknödel auf Sauerkraut, Kartoffelbrei, Äpfel

Rezeptur für 10 Portionen	
Hackepeter	200 g
Schabefleisch	200 g
Rinderleber	200 g
Zwiebeln	100 g
Bramix	60 g
Salz, Pfeffer, Majoran	
Kartoffeln, netto	1600 g
Trinkvollmilch	400 ml
Sauerkraut	1500 g
Schmalz	50 g
Zwiebeln	50 g
Kartoffeln, netto	200 g
Salz, Zucker, Lorbeer	
Äpfel	1000 g

Anzurichtende Menge je Portion	
Leberknödel, 2 Stück je	50 g
Sauerkraut	175 g
Kartoffelbrei	200 g
Äpfel, 1 Stück	100 g

Ernährungsphysiologischer Wert je Portion	
Kalorien	475 kcal
Eiweiß	20 g
Fett	15 g
Kohlenhydrate	60 g
Kalzium	200 mg
Eisen	6,0 mg
Vitamin A	1,5 mg
Vitamin B_1	0,54 mg
Vitamin B_2	0,95 mg
Vitamin C	43 mg

Zubereitungsanleitung

Den Weißkohl putzen, den Strunk ausstechen, den Kohlkopf blanchieren und die Blätter auslegen.

Aus Fleisch, Eiern, Gewürzen und dem mit Wasser angerührten Bramix gut bindende Hackmasse zubereiten, Portionsklopse formen, in die gewürzten Kohlblätter wickeln und in hochwandige, gefettete Pfannen einsetzen. Die Rouladen in der Backröhre anschmoren, mit Kohlwasser angießen und die Rouladen garen. Den Schmorsaft mit eingerührtem Mehl binden und abschmecken.

Salzkartoffeln wie üblich zubereiten.

Buttermilch mit Erdbeermark oder Erdbeernektar und den zerstoßenen Safalintabletten kräftig mischen und die Weizenkeime zugeben.

Zubereitungsanleitung

Das Rindfleisch in Würfel schneiden, salzen, 2× durch die feine Wolfscheibe treiben und die Eiklar und danach erst den Hackepeter unterarbeiten. Mit feinen Zwiebelwürfeln, geweichtem Brötchen und Gewürzen gut bindende Hackmasse bereiten und Klopse formen.

Aus Margarine, feinen Zwiebelwürfeln und Mehl helle Schwitze bereiten, mit Milch glattrühren, mit Wasser auffüllen, würzen und 10 min kochen. Dann Tomatenmark und Pritamin unterrühren, die Klopse zugeben, und diese bei mäßigem Kochen etwa 15 min garen. Beim Anrichten Schnittlauch darüberstreuen.

Wasser mit Margarine und Salz aufkochen, die Hörnchen hineinschütten, umrühren und 7 bis 8 min kochen. Zwischendurch mehrfach umrühren. Dann zudecken und abseits von der Energie mit der Speicherwärme etwa 10 min garziehen.

Von den Tomaten den Stielansatz ausschneiden und Scheiben oder Spalten schneiden. Vom Paprika den Stielansatz und die Kerne entfernen und Streifen schneiden und die gewaschenen Gurken in halbe Scheiben schneiden. Alles mischen, würzen und die Kräuter und das Öl zugeben.

Zubereitungsanleitung

Schabefleisch, durchgedrehte Leber, Hackepeter, Gewürze und feine Zwiebelwürfel gut miteinander verarbeiten. Das Bramix mit der doppelten Menge an Wasser verrühren und unter die Fleischmasse mischen, und 50 g schwere Klopse formen.

Das Sauerkraut etwas hacken, damit es nicht filzt. Feine Zwiebelstreifen im Schmalz anschwitzen, das gehackte Sauerkraut zugeben, würzen, etwas Wasser oder Nachbrühe zugießen und etwa 20 min kochen. Dann die Knödel obenauf legen, zudecken und gemeinsam mit dem Sauerkraut noch 15 min garen. Das Sauerkraut gut saftig halten und den Saft mit geriebener Kartoffel etwas binden.

In gleichmäßige Stücke geschnittene Kartoffeln mit Wasser fast bedecken, salzen und 10 min kochen. Danach bedeckt mit der Speicherwärme abseits von der Energie noch 15 min garziehen. Das Kartoffelwasser abgießen, die Kartoffeln pürieren und mit heißer Milch und Gewürzen geschmeidigen Kartoffelbrei zubereiten.

Zubereitungsanleitung

Aus Fleisch, Eiern, Gewürzen und dem mit Wasser angerührten Bramix gut bindende Hackmasse zubereiten und den in gesalzenem Wasser 20 min ausgequollenen, gut abgelaufenen und erkalteten Reis untermischen.

Von den Paprikafrüchten den Deckel und die Samen entfernen, waschen, mit der o. g. Masse füllen und in gefettete hochwandige Pfannen einsetzen. Die gefüllten Paprika in der Backröhre anschmoren, mit in etwas Wasser verrührtem Tomatenmark übergießen und garen. Den Schmorsaft mit in Joghurt eingerührtem Weizenmehl binden und abschmecken.

Gegarte Salzkartoffeln ablaufen lassen, abdämpfen und mit heißer Milch und Gewürzen zu geschmeidigem Brei verarbeiten.

Kolibri 360 GmbH
Ferdinand-Jühlke-Straße 7
99095 Erfurt, Deutschland
produktsicherheit@kolibri360.de